세계 최고 암센터의 통합암치료 전략, 뉴욕으로 간 허준

세계 최고 암센터의 통합암치료 전략

뉴욕으로 간 허준

김수담 지음 | **유화승** 감수

두드림미디어

머리말

나는 진로 선택을 할 때 통합의학을 전공하리라고는 생각해본 적이 없었다. 고등학교 시절, 다른 사람과 마찬가지로 나 역시 진로에 대해 고민이 많았다. 초등학교부터 중국 유학을 하였기에 대학 입학과 장차 진로에 대한 내 생각은 남다를 수밖에 없었다. 장고 끝에 중국에서 선택해야 할 전공은 중국밖에 없는, 중국 최대 강점인 학문을 찾는 길이라는 생각이 들었다. 그래서 택한 것이 중국의 전통의학(중의학)이었다. 무엇보다 중국 전통의학은 5천 년의 역사를 이어온 신비의 분야라 그 명칭에서부터 호기심을 가지게 되었다. 이후 중의학의 역사와 이론에 매료되었고, 무엇보다 병을 고치는 학문이어서 배우는 보람이 컸다.

중국에서 초등학교, 중학교, 고등학교를 마치고 베이징 중의약 대학에 들어가 학사와 석사를 마쳤다. 그리고 귀국하여 군 생활을 하던 중, 우연히 대전대 한의과대학의 유화승 교수님이 쓰신 《미국으로 간 허준》이라는 책을 접하게 되었다. 외롭고 고달픈 군 생활에 그 책은 암구명촉(暗衢明燭), 아직 앞이 잘 보이지 않던 그 시절, 내 인생에 한 줄기 빛이 되기에 충분했다. 이 책을 통해 나는 처음 통합의학이라는 세계를 만났고, 앞으로 통합의학이 인류의 난치병을 해결할 수 있는 패러다임이 될 수 있음을 확신했다.

군을 제대하고 국내에서 여러 한의학 프로젝트에 참여하다 나는 유화승 교수님을 실제로 만났다. 그리고 '통합종양학'이라는 학문을 처음 접하게 되었다. 통합종양학은 단순히 암치료에 그치지 않고 현대의학과 한의학, 그리고 보완대체요법을 함께 활용하여 암환자들이 겪는 신체적·정신적 고통을 완화하는 것을 목표로 하는 학문이다. 나는 곧바로 대전대학교의 박사과정에 입학하여 교수님의 제자가 되었다.

교수님께서 그동안 독보적으로 쌓아 올려놓으신 통합암치료의 세계에 발을 들여놓는다는 것은 나에게 큰 영광이자 기회였다. 그리고 교수님의 친절하고 배려 깊은 지도로 나는 더욱 광범위하고 깊게 통합종양학의 세계에 빠져들었다. 더욱이 교수님께서 진행하는 다양한 국가과제연구 프로젝트에 참여하면서 통합암치료의 무한한 가능성을 경험할 수 있었다.

코로나19로 세계 팬데믹을 겪던 시절, 직접 해외 학회에 가기 어려운 상황에서 많은 학회들이 줌(Zoom) 등 원격 화상회의로 진행되었다. 이때 교수님을 통해 미국 국제 통합암학회(SIO)에 온라인으로 참석하게 되면서 세계 정상급 암센터들이 이 분야를 체계적이고 과학적으로 연구하고 있다는 사실을 알게 되었다. 특히 뉴욕의 메모리얼 슬론 케터링 암센터는 통합암치료의 선두 주자로, 여러 치료 임상에 기인한 데이터를 축적해놓고 있었다. 그곳에 가 그 선진 학문을 배우고 싶다는 강한 열망이 생겼다. 유 교수님의 추천으로 1년간의 국비 지원을 통한 연수를 지원하게 되었고, 여러 과정을 거쳐 마침내 그 꿈을 이룰 수 있었다.

뉴욕으로 떠난 여정은 나에게 하나의 도전이자 기회였다. 메모리얼 슬론 케터링 암센터에서 나는 세계 최고의 전문가들과 함께 통합암치료의 최신 연구와 임상 사례를 직접 경험하며, 이 분야에서의 전문성을 더욱 확고히 다질 수 있었다. 마침 유 교수님께서 하버드 다나파버 암연구소 자킴 통합의학센터에서 연구년을 보내면서 저서를 준비 중이었는데, 내가 뉴욕에서 배우고 느낀 '통합암치료'에 대한 지식을 책으로 함께 출간하면 어떻겠냐는 제안을 해주셨다. 나는 내 경험이 통합의학에 대한 이해를 넓히고 더 많은 이들에게 이에 관한 관심을 불러일으킬 수 있다면 의미가 있을 것 같다는 생각에 이 책을 집필하게 되었다. 이 책이 통합암치료에 대한 이해를 넓히고 그 필요성과 장래의 역할에 대해 조금이나마 납득하는 데 도움이 된다면 나름의 가치가 있지 않을까 생각해본다.

저자 **김수담**

감수의 글

통합암치료는 현대의학과 전통의학, 그리고 보완대체요법을 아우르는 새로운 의료 패러다임으로, 암환자의 신체적·정신적 고통을 완화하고 치료 효과를 극대화하는 것을 목표로 한다. 오랜 시간 이 분야를 연구하며 또 의료 현장에서 직접 적응해 환자들을 치료해오면서, 통합암치료의 발전이 암환자의 삶의 질을 높이고 나아가 치료 성적을 개선하는 데 중요한 역할을 하고 있음을 확신하고 있다.

이 책의 저자인 김수담 박사는 통합종양학을 깊이 연구하며 뉴욕 메모리얼 슬론 케터링 암센터에서의 연수를 통해 세계적인 통합암치료의 흐름을 직접 경험한 전문가이다. 전통의학을 기반으로 통합의학을 연구하며, 다양한 국제 연구와 프로젝트에 참여해온 그의 경험은 매우 독창적이며 의미가 깊다. 특히, 미국 최고의 암센터 중 하나인 메모리얼 슬론 케터링에서의 1년간의 연구 경험은 그에게 새로운 시각과 통찰을 제공했을 것이다.

나는 그가 박사과정에 입학하던 때부터 지도교수로서 가까이에서 지켜보며, 그의 학문적 열정과 깊이 있는 사고를 높이 평가해왔다. 그는 단순히 지식을 습득하는 데 그치지 않고, 직접 경험하고 연구하며 이를 실질적인 치료 전략으로 연결시키는 능력을 갖춘 연구자다. 함께 여러 연구 과제를 수행하며 수많은 어려움을 극복하는 모습을 보아왔고, 어떤 상황에서도 해결책을 찾아내는 그의 끈기와 도전 정신은 늘 나를 놀라게 했다. 알래스카나 사막 한가운데 떨어뜨려 놓아도 그는 반드시 살아남아 새로운 길을 개척할 사람이라는 것을 나는 확신한다.

책을 감수하면서, 저자가 전하고자 하는 메시지가 단순히 정보 전달에 그치는 것이 아니라, 통합암치료가 암환자들에게 실제로 어떤 의미를 가질 수 있는지를 깊이 고민한 흔적을 엿볼 수 있었다. 특히, 뉴욕에서 직접 경험한 임상 사례와 연구 결과를 바탕으로 통합의학이 어떻게 활용되고 있는지를 상세히 기술한 점이 인상적이다. 또한 전통의학을 바탕으로 하면서도 이를 현대의학과 접목하여 실질적인 치료 접근법을 제시하고 있다는 점에서 이 책은 통합암치료에 관심을 가진 연구자와 임상의들에게 유용한 자료가 될 것이다.

통합암치료는 더 이상 보완적 치료에 머무르지 않고, 현대의학과 함께 암치료의 중요한 축으로 자리 잡고 있다. 미국, 유럽, 일본 등 여러 선진국에서는 이미 통합의학이 체계적으로 연구되고 있으며, 국내에서도 이에 대한 관심이 점점 높아지고 있다. 이 책이 통합암치료에 대한 이해를 넓히고 더 많은 의료인들이 이를 실질적인 임상에 적용할 수 있도록 하는 데 기여할 수 있기를 바란다. 또한 암에 걸려 표준치료를 받으면서 이와 함께 통합암치료를 받고 싶어 하는 수많은 암환자들에게도 올바른 지침서가 되어주기를 기대한다.

마지막으로, 저자가 통합의학을 향한 열정으로 연구를 이어가고 있는 것을 마음속 깊이 응원하며, 이 책이 통합암치료를 알고 싶어 하는 모든 이들에게 소중한 길잡이가 되기를 기대한다.

감수 유화승

CONTENTS

머리말　•4
감수의 글　•7
PROLOGUE　•12

제1장 세계 속의 한의학

어린 시절, 꿈의 시작　•18
중국의 전통의학, 중의학　•22
중국 최초의 중의약 대학인 베이징 중의대 시절　•26
통합의학과의 인연　•31
통합종양학을 접하다　•34
통합종양학의 길로　•38
아메리칸 드림의 시작　•41

제2장 세계에서 가장 오래된 뉴욕의 암센터

암과 전통의학　•48
세계에서 가장 오래된 암센터　•51
'최고의 암치료 기관' 메모리얼 슬론 케터링 암센터　•54
메모리얼 슬론 케터링 암센터의 통합의학 서비스　•57
암 정복에 앞장서는 메모리얼 슬론 케터링 암센터의 연구　•60
차세대 전문가를 만드는 메모리얼 슬론 케터링 암센터의 교육　•63
평등과 다양성, 포용을 존중하는 메모리얼 슬론 케터링 암센터　•65

제3장 메모리얼 슬론 케터링 암센터의 통합암치료

암환자들이 겪는 대표적인 증상　•70
암환자의 통증과 피로 완화를 위한 침치료　•77
암환자의 심신을 안정시키는 마사지치료　•87
심리적 웰빙을 향상시키는 아로마테라피　•96
상상의 힘을 활용하는 심상안내　•99
건강을 유지하는 힘을 기르는 저강도 운동　•103

즐거운 마음을 이끌어내는 음악치료 • 106

암환자를 위한 한약 사용 지침서, '어바웃 허브' • 109

암환자에게 자주 쓰이는 대표적인 한약 처방 • 124

'어바웃 허브'로 알아보는 암환자를 위한 건강보조식품 • 138

암의 예방과 치료를 위한 건강보조식품의 효과와 주의사항 • 154

제4장 뉴욕으로 간 허준

우연히 찾아온 기회 • 162

부푼 꿈을 안고 • 167

기회의 땅, 미국 • 171

메모리얼 슬론 케터링 암센터에서의 첫걸음 • 175

메모리얼 슬론 케터링 암센터의 일원이 되기 위한 과정 • 177

첫 미팅의 떨림 • 180

수면의 질을 높여주는 한약, 산조인 연구 참여 • 183

소아암 환자들의 희망을 춤추게 하다 : 춤·동작 치료 연구 이야기 • 187

생강의 화학요법이 유발하는 구토 완화에 대한 놀라운 효과 • 190

한약 마자인환의 암환자 변비에 대한 효과와 부작용 • 195

세계 무대에서 본 통합종양학의 현재와 미래 : 국제 통합암학회 • 198

침치료의 현재와 미래 : 국제 침연구학회 • 209

미국과 한국, 선택의 기로에서 • 214

귀국, 그리고 새로운 시작 • 217

제5장 뉴욕에서의 일상

뉴욕 생활의 시작 • 222

예술과 역사의 도시, 뉴욕 • 226

뉴욕을 상징하는 랜드마크 • 235

뉴욕의 한인 커뮤니티 : 외로움을 달래주는 또 다른 가족 • 241

EPILOGUE • 244

추천의 글 • 246

PROLOGUE

　암이라는 선고를 받는 순간, 인생은 완전히 다른 길로 접어든다. 갑작스럽게 들려온 의사의 진단, 그 짧은 한마디가 모든 것을 바꿔놓는다. 어제까지 당연했던 일상이 사라지고 희망과 두려움이 공존하는 새로운 세계가 펼쳐진다. 매일같이 병원을 오가며 치료 계획을 듣고 낯선 의학 용어를 이해하려 애쓰고 신체적 고통뿐만 아니라 감정적·영적인 무게까지 감당해야 하는 길. 그 길은 때때로 끝이 없어 보이지만 그럼에도 불구하고 많은 환자들은 그 속에서 희망을 찾고 삶의 의미를 되새긴다. 그렇다면, 그들을 위해 내가 할 수 있는 일은 무엇일까? 어떻게 하면 이들의 고통을 조금이라도 덜어줄 수 있을까?

　이 질문에 대한 해답을 찾는 과정에서 나는 뉴욕 메모리얼 슬론 케터링 암센터(Memorial Sloan Kettering Cancer Center, MSKCC)를 만나게 되었다. 세계 최고의 암연구 및 치료 기관 중 하나인 이곳에서 나는 '통합암치료(Integrative Oncology)'라는 개념을 직접 경험했다. 이는 단순히 기존의 현대의학에 한약이나 침술 같은 대체의학을 추가하는 것이 아니라 환자의 몸과 마음을 하나로 바라보며 과학적 근거를 기반으로 최적의 치료법을 조합하는 체계적인 접근 방식이었다. 20세기 초반까지만 해도 미국에서 '통합암치료'라는 개념은 존재하지 않았다. 현대의학과 대체의학은 별개로 분리되어 있었고, 대부분의 병원에서는 서양의학적 치료만을 제공했다. 그러나 시간이 지나면서 암환자의 치료 목표가 단순한 생존율 향상에서 벗어나, 삶의 질을 고려하는 방향으로 변화했다. 특히 20세기 후반 앤드류 웨일(Andrew Weil) 박사가 미국 아리조나 대학교에 최초로 통합의학센터를 설립하면서 통합암치료는 본격적으로 연구되기 시작했다.

이러한 흐름 속에서 메모리얼 슬론 케터링 암센터는 1999년 배리 카실레스(Barrie R. Cassileth) 박사를 초빙해 본격적으로 통합의학 프로그램을 구축하기 시작했다. 그녀는 통합의학과 보완대체의학 분야에서 선구적인 연구를 해온 학자로, 이후 통합의학 서비스 부서를 창립하고 2003년에는 미국 통합암학회(Society for Integrative Oncology, SIO)를 결성하며 학문적 기반을 더욱 확립했다. 그 결과, 현재 메모리얼 슬론 케터링 암센터에서는 침술, 한약, 영양 관리, 운동 요법, 마사지, 명상, 음악 치료 등 다양한 치료법을 활용하여 암 환자의 삶의 질을 향상시키는 데 집중하고 있다. 이제 통합암치료는 '생존'이 아닌, '더 나은 삶'을 목표로 하는 치료 패러다임으로 자리 잡았다.

나는 이곳에서 배우고 경험한 것들을 한국에서도 활용할 수 있다면 좋겠다고 생각했다. 그러나 현실은 쉽지 않다. 한국은 한의학이 오랜 역사와 전통을 가지고 있음에도 불구하고 아직 의료 시스템 내에서 통합암치료가 체계적으로 자리 잡지 못한 상태다. 오히려 미국과 유럽에서는 한약과 침술이 과학적 연구를 통해 현대 의료 체계 안으로 점점 더 편입되고 있지만, 한국에서는 여전히 한의학과 현대의학이 분리된 채 운영되고 있다.

그러나 희망은 있다. 한국에서도 점차 환자의 삶의 질을 고려한 통합적인 암치료에 대한 관심이 높아지고 있다. 더 많은 연구와 임상 적용이 이루어진다면, 한국에서도 암 환자들이 통합암치료의 혜택을 받을 수 있을 것이다. 나는 이 책을 통해 세계 최고의 암센터에서 실제로 활용되는 통합암치료의 개념과 방법을 공유하고 한국에서 이를 어떻게 적용할 수 있을지 고민하는 계기를 만들고 싶다.

성경에서는 고난을 통해 인내를 배우고, 인내를 통해 희망을 얻게 된다고 말한다. "환난은 인내를, 인내는 연단을, 연단은 소망을 이루는 줄 앎이로다(로마서 5장 3~4절)" 암 환자들에게 이 구절은 남의 이야기가 아닐 것이다. 그들은 매일 고난과 싸우며 몸과 마음이 지쳐가지만, 그 속에서도 희망을 찾으려 애쓴다. 그리고 통합암치료는 바로 그들이 희망을 품고 더 나은 삶을 살아갈 수 있도록 돕는 하나의 방법이 될 수 있다.

이 책은 뉴욕 메모리얼 슬론 케터링 암센터에서 경험한 통합암치료의 최신 연구를 바탕으로 암환자들에게 실질적인 도움을 줄 수 있는 치료법을 소개하는 데 중점을 두고 있다. 먼저, 세계 최고의 암센터에서는 통합암치료가 어떻게 이루어지는지를 구체적으로 살펴볼 것이다. 암 환자들이 치료 과정에서 겪는 대표적인 증상인 피로, 통증, 수면장애, 소화기 문제, 불안과 우울 등의 문제를 해결하는 치료법과 건강보조식품이 어떻게 활용되는지, 그리고 이러한 치료들이 과학적으로 얼마나 뒷받침되는지를 설명할 것이다. 과연 세계 최고의 암센터에서는 어떤 방식으로 암 환자들의 회복을 돕고 보다 나은 삶을 살아가도록 지원하고 있을까? 이 책을 통해 그 비법을 하나씩 밝혀보자.

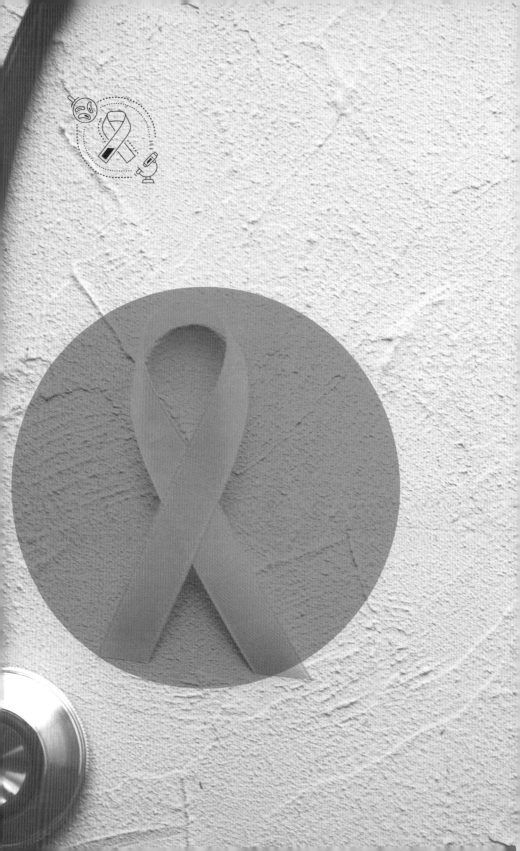

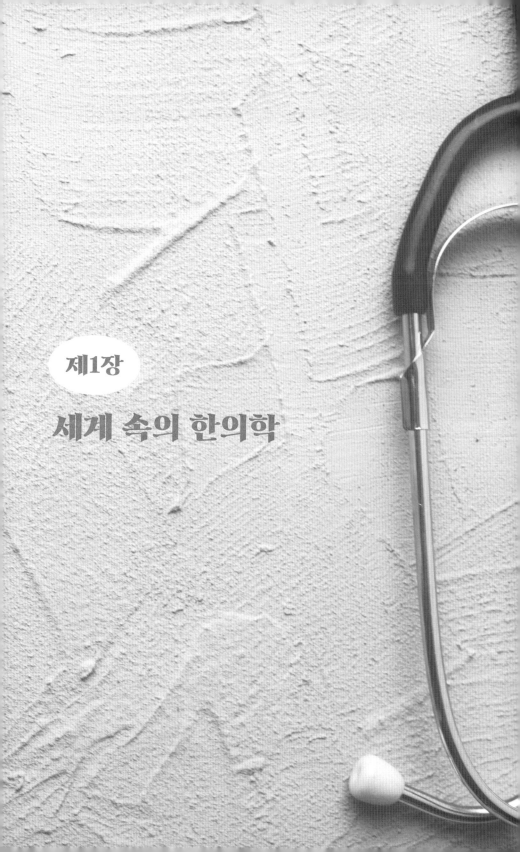

제1장

세계 속의 한의학

어린 시절,
꿈의 시작

우리 속담에 "한 가지 병에 백 가지 약이다"라는 말이 있다. 이 말은, 병의 종류보다 그에 맞는 치료법이 많다는 뜻일 것이다. 병은 언제 생겨났을까? 아마도 인류가 처음 생겨날 때 병도 같이 생겨나지 않았을까 싶다. 창세기에는 하와와 아담이 하나님을 속이고, 무서워 떠나두지(정신 및 심리 질환), 뱀이 여인의 뒤꿈치를 문다든지(사고 진환), 카인이 아벨을 돌로 쳐 죽인다든지(자상, 열상, 창상, 타박상, 찰과상에 기인한 살인) 하는 표현을 보면 알 수 있다. 그렇다면 '사람이 존재하는 어디에도 병은 있고, 또 그곳에는 나름의 치료법이 있다'는 말은 인류가 병마로부터 벗어나고자 하는 욕망이 있는 한 참명제일 것이다. 따라서 민족마다 나라마다 각기 전통적으로 전승되어오는 의학이 존재할 수밖에 없다. 한국의 한의학, 중국의 중의학, 인도의 아유르베다 의학, 일본의 캄포 의학, 티베트의 티베트 의학 등이 그것인데, 수천 년의 역사를 가진 이들 전통의학은 각각 독특한 철학과 치료법을 기반으로 지금껏 존속, 발전해왔다. 그러나 현대의학의 눈부신 발전과 함께 과학적 검증이 부족하다는 이유로 전통의학은 종종 외면을 받아왔고, 또 받고 있는 실정이다. 하지만 전통의학이 오랜 시간 인류의 건강을 지키는 데 중차대한 역할을 했다는 점은 부정할 수 없는 사실이다.

아무리 현대의학이 발전하고 의료 시설과 기자재가 첨예하게 발달했다손 치더라도 여전히 정복하지 못하는 분야가 있다. 그중 하나가 암인데, 이러한 고난도의 병마에 대해 고대로부터 전해오는 전통의학이 중요한 역할을 해왔고, 앞으로도 해낼 것이라는 사실은 여전히 유효할 수밖에 없다. 알게 모르게 전해오는 그동안의 임상 사례를 봐도 그렇고, 언어로 형용할 수 없는 신이(神異)한 체계와 신비한 현상을 보아서도 그렇다. 이러한 사안은 아무리 이야기를 해도 본인이 직접 경험하기 전까지는 모른다. 아니 인정을 하려 들지 않는다. 그렇게 도외시하고 부정하던 사람도 우연 혹은 필연으로 그 치료법을 접하면 그제야 고개를 끄덕이고 무릎을 치곤 한다. 그때부터 그의 전통의학에 대한 시각은 반전에 반전일 수밖에 없다. 이러한 전통의학에 대한 나의 관심은 어린 시절 중국에서 철모르고 뛰어놀던 시절부터 싹텄는지 모르겠다.

열두 살에, 나는 청운의 꿈을 안고 중국으로 건너갔다. 당시 아버지가 중국 대학교 한국어학과 교환교수로 가시게 되었는데, 나는 아버지를 따라 유학을 가게 되었다. 한국에서 초등학교에 입학하면서 중국인이 운영하는 공립기관인 화교 학교에서 다년간 중국어를 배운 터라 중국에 가서도 바로 잘 적응할 거라 생각했다. 그러나 그곳에 도착한 순간, 내 앞에 펼쳐진 세계는 완전히 나의 예상을 벗어난, 참으로 신이하고도 기이한 세상이었다. 화교 학교에서 배운 중국어는 저들이 전혀 알아듣지 못했고, 나 또한 저들의 말을 알아들을 수 없었다. 간단한 의사소통마저도 선생님, 동급생 모두 '뭔 소리냐' 하는 표정으로 생뚱맞아했다.

당시 현지인들이 다니는 중국 초등학교 5학년으로 들어갔는데, 교실에 가서 앉아 있으면 아무 말도 안 들렸고, 아무런 대답도 할 수가 없었다. 옷을 펑퍼짐하게 차려입은 담임선생님은 나를 한참이나 바라보더니 한심하다는 눈빛으로 '너는 공부와 상관없이 네가 하고 싶은 것을 해라. 다만 떠들지만 마라'라는 뜻을 나에게 전했다. 나는 할 일이 없어 노트에 그림을 그리거나 칠판을 화면 삼아 게임 연습을 했다. 그러던 중, 그곳에서 알게 된 한 분이 다행히 중국어 교재를 구해주어 비로소 책을 볼 수가 있었다. 귀를 활짝 열어놓고 선생님과 짝꿍의 입을 주시해 글을 한 자, 한 자 익혔다. 그나마 조금 따라갈 수 있는 과목이 수학이었다. 중국에 오기 직전 초등 4학년 때까지 《수학의 정석》을 가지고 공부했기에 숫자와 기호로만 이루어지는 문제는 아무것도 아니었지만, 지문이 중국어로 되어 있는 응용문제들은 전혀 손을 댈 수가 없었다.

그런 한심한 시간을 보내며 어린 나이에 '내가 가고 있는 이 길이 지금 맞는 길일까? 먼바다를 건너와 내가 배우고자 했던 것들이 고작 이런 것들이란 말인가'라는 고민으로 밤을 지새우곤 했다. 다급하고도 심각한 처지에 공부를 게을리할 수가 없었다. 학교 공부 외 과목별로 과

외를 받았는데, 그게 유효했던 것 같았다. 중학교를 들어가면서 동급생들의 말소리가 귀에 들어왔고, 차츰 그들과 일상적인 이야기를 나눌 수 있었다. 선생님의 설명도 차츰 귀에 익숙해졌고, 물음에 더듬거리면서도 대답을 할 수 있었다.

학교 생활을 정상적으로 할 수 있게 될 무렵부터 비로소 중국 생활에 재미를 느꼈다. 현지인 친구들을 사귀고 또 그들과 함께 이런저런 중국의 주전부리를 사 먹기도 하였는데, 모든 것이 신기하고 새로웠다. "중국 사람으로 중국에서 태어나 다 못 해보고 죽는 것 중 하나가 중국 음식을 다 먹어보는 것이다"라는 말처럼, 중국에는 먹을거리가 정말 많았다. 그것들을 하나하나 맛보는 재미로 어렵고 힘든 중국 생활을 버텨나갔다. 그러면서 차츰 두려움을 극복할 수 있는 용기를 키웠고, 또 어떤 어려운 도전도 돌파할 수 있는 강인한 정신력을 다지게 되었다.

중국의 전통의학, 중의학

　내가 중의학(Traditional Chinese Medicine)에 본격적으로 관심을 갖게 된 것은 고등학교 때였다. 대입을 얼마 앞둔 그때, 타국에 있는 나로서는 전공 선택에 많은 고민을 할 수밖에 없었다. 어느 문으로 들어서느냐에 따라 인생이 크게 갈린다는 것을 조금씩 깨닫고 있었기 때문이었다. 방학 때마다 귀국하여 부모님을 비롯한 여러 사람의 조언을 들었는데, 이 길이 운명이었는지 많은 분들이 장차 사람을 살리는 일을 해보면 어떻겠느냐는 말을 해주었다. 어린 시절을 주로 외갓집에서 보낸 나에게 외조부모님은 몹시 소중한 존재였는데, 당시 외조모는 알츠하이머, 외조부는 대상포진이라는 난치의 병마로 고통스러운 세월을 보내고 계셨다. 그래서 나는 그분들의 고통을 내가 조금이나마 덜어드릴 수 있다면 얼마나 좋을까, 하는 생각에 의학에 관심을 가지게 되었다. 그 생각은 자연스레 의대로의 진학으로 이어졌다. 하지만 당시 중국의 양의학 기술은 한국보다 한참 뒤처져 있었기에 별 관심이 없었다. 대신 5천 년의 역사를 자랑하는 중의학에 관심이 갔다.

중국은 중의학에 대단한 자부심을 가지고, 우리와는 정반대로 전통 의학을 현대의학보다도 오히려 위에 두고 장려하는 정책을 펴고 있다. 중의대를 졸업하여 중의사가 되면 양의사가 할 수 있는 과목을 진료할 수 있을 뿐만 아니라 중의까지 겸할 수 있다는 중국의 정책은 우리나라의 한의학 정책과 너무나 동떨어져 있는 상황이었다. 중국에서 베이징대학이 좋은 대학이라는 것은 너무나도 잘 알려진 사실이다. 하지만 그곳의 의대 학생들도 부러워하는 것이 베이징 중의대생이라면, 중국이 얼마나 중의학에 우대 정책을 쓰고 있는지를 알 수 있는 대목이다.

중의학은 몸 안에 흐르는 기(氣)의 불균형으로 인해 질병이 초래된다는 이론을 기반으로 한다. 따라서 '병의 치료'는 '기의 조화를 되찾는 방법을 강구하는 것'이라 정의한다. 여기서 '기'는 주지하다시피 음과 양으로 이루어지고, 음양은 신체에서 냉기와 열기, 내부 및 외부, 결핍 및 과다로 발현되는데, 어떤 원인에 의해 이러한 질환으로 드러나는 결과가 나타났다는 것이다. 따라서 그 결과를 초래한 원인을 따져 냉열, 내외, 결핍·과다의 현상을 원래로 되돌리기 위해 약물, 침, 뜸, 부황, 추나 등의 방법을 이용한다는 것이다. 이러한 중의학은 한국의 한의학과 같이 현대의 양의학과 병행하여 주류 의학을 이룸으로써 의료계의 한 축을 담당하고 있다.

한의학과 중의학은 기본적으로 같은 이론을 기반으로 하는 까닭에 서로 많은 부분에서 유사하다. 우선 두 의학 모두 음양오행 학설을 배경으로 하고 있으며, 대부분의 처방과 약재, 그리고 혈의 자리와 경락에서 같은 위치에 이름까지 동일하게 사용함에 따라 이론과 임상적인 측면에서 서로 비슷하거나 같은 면을 보인다. 또한 한약, 침, 뜸, 추나 등 서로 유사한 치료법을 사용하고 있어 두 학문은 형제처럼 보이기도 한다. 그런가 하면 한의학과 중의학은 서로 차이점도 있다. 한의학과 중의학의 가장 큰 차이점은 체질의학에 있다. 중의학에서는 보통 질병의 원인과 증상 위주로 치료를 한다. 따라서 대부분의 중의학 관련 책에서는 질병이 발생하는 원인과 증상별 처방을 위주로 다루고 있으며, 환자 개개인의 생리적인 특성은 별로 고려하지 않는다. 이에 반해 한국은 개인의 생리적인 특성과 병리적인 상태를 자세히 구분하고자 하는 방향에 입각하여 사상체질의학을 발전시켰다. 따라서 한의학에서는 주로 개인의 체질에 맞춰 처방을 하고 치료한다.

약재를 이용한 임상에서도 차이가 있다. 중의학에서는 약재가 차가운 성질인지, 뜨거운 성질인지를 구분하는 사기(四氣)와 약재의 맛을 시고, 쓰고, 달고, 맵고, 짠맛으로 구분하는 오미(五味), 그리고 특정 약이 특정 장부(臟腑)와 경락에 특수한 작용을 한다고 믿으며, 약의 적용 범위를 구분하는 귀경이론(歸經理論)을 중시한다. 예를 들어, 생강은 맛이 맵고 성질이 온화하며, 땀을 흘리게 하여 표면의 사기를 발산시키고, 폐를 따뜻하게 하고 기침을 멎게 할 뿐 아니라 식욕을 돋우고 비장을 튼튼하게 하며, 구토를 멈추게 하는 효능이 있어 차가운 위를 완화하거나 차가운 바람으로 인한 감기에 자주 사용하는 약이라고 가르친다.

이에 반해 한의학에서는 약의 효능에 중점을 두고 사용한다. 따라서 생강을 사용할 때 면역력 개선, 해열진통 작용, 소염 작용, 감기 증상 완화, 장 운동 촉진, 부종 제거 등 효능에 중점을 두고 있다. 이 밖에도 생활 방식, 주거 환경, 문화와 교육 방식 등의 차이에 따른 여러 상이점이 있다. 이렇듯 한의학과 중의학은 서로 비슷하면서도 다르며, 각자 장점이 되는 부분이 존재한다.

중국 최초의 중의약 대학인 베이징 중의대 시절

중의학을 전공으로 정하고 난 뒤, 나는 이제 '어느 대학에서 중의학을 공부할 것인가?' 하는 문제를 두고 고민했다. 그러나 고민은 길게 할 필요가 없었다. 기왕 하는 거 중국 최고의 중의약 대학을 가야겠다는 결심으로 굳어졌고, 곧 중국에서 최고 가는 중의약 대학을 찾았다. 참고 자료를 뒤져 유명하다는 세 곳의 대학을 찾았다. 베이징 중의약 대학, 상하이 중의약 대학, 그리고 광저우 중의약 대학이 그것이었다. 그중에서도 베이징 중의약 대학이 중국 수도에 위치해 있으면서 중국에서 가장 유명한 병원들을 거느리고 있어 매년 중의약 계열 대학 중 랭킹 1위를 차지해오고 있다는 사실을 어렵지 않게 알아낼 수 있었다. 나는 망설임 없이 이 대학을 선택했다.

베이징 중의약 대학은 1956년 중국 최초로 설립된 중의 관련 국립

대학교이다. 이곳은 중국의 150개가 넘는 중의 관련 대학 중 유일하게 중국 정부에서 관리하는 국가 중점 육성 대학에 소속된 대학이며, 대학 부속 병원으로는 동직문병원, 동방병원, 제3부속병원 등이 있다. 베이징 중의약 대학은 1년의 예과 과정과 본과 5년, 석사 3년, 박사 3년 과정으로 이루어져 있으며, 본과 과정 전공으로는 중의학, 침구추나학, 중서의결합, 중약학, 보건행정학 등이 있다.

내가 처음 입학한 2010년 당시에는 한국, 일본, 태국, 홍콩 등의 아시아인뿐만 아니라 러시아, 미국, 영국 등의 서양 국가를 포함한 많은 외국인들이 선진 중국 전통의학을 배우기 위해 중의약 대학에 진학하여 모여 있었다. 약초와 침, 뜸 등으로 사람을 치료하는 중의학이 외국인들의 눈에도 신비롭고 매력적인 학문으로 느껴진 듯하다. 실제로 많은 나라에서 전통의학을 법적으로 보장하고, 이를 임상에 적용하고 있다. 그렇기 때문에 많은 유학생이 자국에서 전통의학을 실천하기 위해, 혹은 중국에서 중의학을 계속 공부하기 위해 찾아왔고, 나 또한 그러한 외국인 중 한 명이었다. 중국에서 중의사가 되기 위해서는 한약을 주로 다루는 중의학을 전공하거나 침구치료를 주로 다루는 침구추나학을 전공해야 했다. 그 당시 나는 침구치료에 많은 관심이 있었는데, 여기에는 특별한 이유가 있다.

나는 어릴 적 서너 살 무렵, 비염으로 심하게 고생한 적이 있다. 줄줄 흐르는 콧물과 가려움에 도무지 어느 것 하나 집중을 할 수가 없었다. 유명하다는 이비인후과를 가 봤지만, 효과는 없었다. 약을 먹을 때 잠깐 반짝하다 약이 떨어지거나 계절이 바뀌면 여지없이 비염이 도져 고생을 했다. 그러던 어느 날, 노량진에 아주 유명한 한의사가 있다는 말을 들은 아버지가 어린 나를 데리고 그곳을 찾아갔다. 처음 가 보는 서울은 멀고도 멀었다. 터미널에서 내려 전철을 타고 또 걸어 노량진 산꼭대기쯤에 있는 한의원을 찾아갔는데, 수염이 긴 할아버지가 앉아 있었다. 할아버지는 나의 코를 만져보더니 누우라 한 후, 아무 예고도 망설임도 없이 큰 침을 코의 비중격 연골에 느닷없이 꽂았다. 그리고 배에 여러 개의 침을 더 놓았다. 생전 처음 받아보는 침은 무척 아팠다. 엉엉 울었지만 소용없었다. 아버지와 한의사 할아버지가 나를 꽉 붙잡고 있어 꼼짝할 수가 없었다. 한의사는 내게 일주일 후에 다시 오라 하였다. 그렇게 세 번을 맞으면 완치할 것이라고 하면서. 나는 노량진 언덕을 내려오면서 다짐했다. 다시는 이곳에 오지 않겠노라고. 두 번다시 침은 맞지 않을 거라고. 하지만 집으로 돌아온 다음 날, 난 비염이크게 호전되었음을 느꼈다. 그 느낌에 나는 다음 주 다시 그곳을 가자는 아버지의 이끌림에 저절로 따라나설 수밖에 없었다. 그 뒤 두어 번을 더 가고 나의 비염은 드디어 끝이 났다. 그 치료로 비염으로부터 해방된 나는 침은 정말 신이한 치료법이라고 여기게 되었다. 따라서 나는전공을 선택해야 하는 상황에서 망설임 없이 침구추나학을 선택했다.

베이징의 여름은 한국과 비슷했다. 베이징 중의대에 입학하여 바라본 늦여름 9월의 하늘은 맑고 파랬다. 그리고 더웠다. 하지만 그런 것을 한가하게 바라보고 느낄 만한 겨를이 없었다. 만 17세에 대학생이된 나는 먼저 후견인을 세워야 입학이 허락되었기에 나를 보증해줄 수있는, 베이징에 주소를 가진 현지인을 찾아야만 했다. 어렵게 지인을 통해 그 문제를 해결하고 나니 나를 기다리고 있던 것은 빽빽한 일정의 수업이었다. 세계 각국에서 중의학을 배우러 온 국제부에서 모국어가 다른 사람들끼리 모여 《황제내경(黃帝內經)》*을 비롯한, 원서를 아주 옛날 중국어로 배우는 것은 고역이었다. 잠시라도 한눈을 팔 수가 없었다. 의대 특성상 전공과목에서 한 과목이라도 낙제하면 진급이 안 되었기에 눈은 물론 생각조차 다른 곳에 둘 수가 없었다.

2010학번 국제부에서 공부를 제일 열심히 하는 사람은 홍콩에서 온 할머니였다. 육순이 넘은 나이에 홍콩에서 와서 중의학을 공부하겠다는 그분은 죽을 각오로 공부를 하는 것 같았다. 우리는 그분을 홍콩 할매귀신으로 불렀는데, 그분은 책 한 권을 10번도 넘게 정독해 책이 너덜너덜해질 지경이었다. 그분만큼은 아니었지만 나도 한 번의 과락이나 낙제 없이 5년 만에 학사 졸업을 하고, 곧바로 석사과정에 입학하여 2년 후 석사 졸업장까지 받을 수 있었다. 그러고는 곧바로 의사 국가고시에 해당하는 '집업의' 시험에도 교내에서 가장 높은 점수로 통과하는 행운을 동반하며 중국 의사 면허를 받았다. 중국에 와서 공부한 보람을 느낀 순간이었다.

중의대에 다니면서 내가 자랑스럽게 생각한 점이 있다면, 나는 단 한 번도 시험에 불합격하여 재시험을 치러 본 적이 없다는 것이다. 어떤

---

* 중국의 가장 오래된 의서(醫書). 진나라·한나라 때에 편찬되었다고 전하며, 황제와 명의(名醫)의 문답 형식으로 고대 중국의 의술과 신체관(身體觀)을 기술하였고, 침구 의학의 고전이다. 소문(素問)과 영추(靈樞)의 2부로 되어 있는데, 소문은 자연 철학의 처지에서 병리학설을 주로 다루었고, 영추는 침구에 관한 내용을 다루었다. 총 18권이다.(출처: 표준국어대사전)

어려운 과목이라도 주어진 시간 안에서 최선을 다하면 어느 정도 성과를 이룰 수 있었다.

이때의 경험을 바탕으로 나는 '아무리 힘든 일이라도 주어진 조건 속에서 최선을 다하면 반드시 이룰 수 있다'라는 신념을 가지게 되었다. 이러한 강인한 신념 덕분에 이후 어떤 시험도 단번에 통과하는 성취를 이룰 수 있었다. 또한 최종 졸업시험에서 차석으로 졸업한 덕분에 석사 과정에 장학금을 받고 진학할 수 있었으며, 다른 학생들보다 좀 빠르게 석사학위를 취득할 수 있었다.

통합의학과의 인연

통합의학은 한의학이나 양의학을 넘어, 명상, 운동, 음악, 식이요법 등 과학적으로 검증된 다양한 보완대체요법을 활용하여 환자들의 일반적인 치료 효과를 증진시키고 부작용을 줄이며, 전인적인 관점에서 건강을 회복하도록 돕는 의료 접근 방식이다. 현재 통합의학은 미국과 유럽을 중심으로 선진국에서 새로운 의료 패러다임으로 자리 잡고 있으며, 한국에서도 점차 관심이 높아지고 있다. 한국은 양의학과 한의학이 분리된 시스템을 가지고 있어 통합의학의 도입과 확산에 어려움을 겪고 있지만, 최근 과학적으로 검증된 여러 대체의학을 접목하여 새로운 치료 방법이 개발되고 있다.

이러한 통합의학은 주로 암과 같은 난치병에 효과적으로 접근하기 위해 시도되고 있다. 양의학이 주로 질병을 일으키는 원인 제거에 중점을 두고 있다면, 한의학은 그 병의 원인 억제와 증상 완화에 중점을 두고 있다고 할 수 있는데, 이 두 학문의 결합으로 새로운 치료의 돌파구를 찾는 일환으로 생겨난 치료법이, 바로 통합의학이다. 특히 암에서 수술 후 강한 약물에 대한 독성 반응이 인체에 누적될 경우, 치명적인 결과를 초래할 수 있음은 모두 알고 있는 사실이다. 이에 대한 보완·대체적 방법으로 독성이 없거나 약한 약재와 침, 뜸 등으로 양의학에서 이루지 못하는 부분을 한의학적으로 접근하여 치료의 시너지 효과를 냄으로써 보다 안전하고 고통이 없는 치료 기술을 제공하는 데 통합의학의 목적이 있다.

한국에서는 대구 통합의료진흥원 전인병원, 원광대학교 장흥통합의료병원, 충주위담통합병원 등 세 곳에서 통합의학을 시행하고 있다. 이 병원들은 국가에서 시범적으로 운영하는 의한 협진(양·한방 협진)을 통해 만성 난치질환 연구 및 치료에 앞장서고 있으며, 그동안 다수의 주목할 만한 성과를 이루어내고 있다. 그러니까 한국에서의 통합의학은 의한 협진으로서 환자가 동일한 질병에서 의과와 한의과에서 동시에 진료를 받을 수 있도록 시원하는 세노도, 치료의 새 시평을 녀는 중요한 모델이라 할 수 있다.

나는 중국에서 통합의학(Clinical Science of Integrative Medicine)을 전공으로 석사과정을 마치고 귀국한 후, 원광대학교 장흥통합의료병원에서 연구원으로 근무하며 한국의 통합의학을 처음 접하게 되었다. 당시 병원장이셨던 성강경 교수님과 함께 통합의학 관련 연구를 수행하면서, 통합의학의 진정한 의미를 조금씩 깨달아가며 이 분야에 눈을 뜨기 시작했다. 통합의학은 양의학과 한의학, 그리고 보완대체요법을 통해 환자의 치료를 돕는 것에 그치지 않고, 환자와 보호자의 삶의 질을 향상시키며, 심리적 지지와 경제적 지원까지 포함하는 전인적 치료법이라 정의할 수 있다. 따라서 이러한 통합의학은 육체적·정신적·사회적 치유를 돕는 무한한 가능성을 지닌 미래 의료 시스템이라고 할 수 있다.

나는 장흥에서 시간이 갈수록 통합의학에 점점 깊이 매료되었고, 의학과 한의학을 아우르며 명실상부 한국의 통합의학을 세계적인 수준으로 끌어올려 전인적 치료가 가능한 의료 시스템이 구축되면 좋겠다는 생각을 갖게 되었다. 이에 통합의학의 선진 의료 시스템을 한국에서도 구축하여 의학계에 새로운 패러다임을 창출하는 데 작은 디딤돌이 되었으면 하는 꿈을 갖게 되었다.

통합종양학을 접하다

통합의학을 접하고 연구원으로 근무하던 중, 나는 국가의 부름을 받아 군 복무를 하게 되었다. 하지만 통합의학의 매력에 깊이 빠져 있던 터라 제대 후에도 계속해서 이 분야를 연구하고 싶다는 열망이 강했다. 그 때문에 군 복무 중에도 개인정비시간을 활용해 틈틈이 통합의학 관련 책과 자료들을 찾아보며 한국의 통합의학에 관한 공부를 계속해나갔다. 그러던 중, 우연히 국내 통합암치료의 선구자이자, 이후 나의 박사과정 지도교수가 되어주신 유화승 교수님의 《미국으로 간 허준》이라는 책을 접하게 되었다. 그 책을 통해 나는 '통합종양학'이라는 새로운 학문 분야를 알게 되었다.

통합종양학은 말 그대로 통합의학을 활용해 암환자들을 위한 치료법을 연구하는 학문이다. 과거에 원광대학교 장흥통합의료병원에서 통합의학을 이용해 난치질환을 치료하는 연구를 했던 나에게, 암은 통합의학이 절실히 필요한 대표적인 난치질환으로 다가왔다. 그렇게 통합종양학에 대한 관심이 싹텄지만, 그 당시에는 그저 막연한 관심에 그쳤을 뿐, 구체적인 계획은 세우지 못한 채 군 복무를 마치고 사회에 복귀했다.

운명에서 벗어날 수 없는 게 인간이라고 했던가? 유화승 교수님과의 만남을 생각하면 그런 느낌이 든다. '만남은 운명과 같은 것'이라고. 제대 후 나는 일단 약간의 여유를 가지고 지난날들을 돌아봤다. 그리고 당장 내가 해야 할 것은 일이 아니라 일을 위한 준비라는 생각이 들었다. 그래서 그동안 미진하고 부족하다고 생각했던 부분을 개발, 발전시켜야겠다는 다짐을 했다. 영어와 일본어, 그리고 한의학에 대해 깊이 있게 파고들어야겠다는 계획을 세우고 독서실에 들어가 나와의 싸움을 했다.

그러던 어느 날, 장흥통합의료병원에서 같이 근무하던 한 박사님으로부터 연락을 받았다. 대전대학교의 유화승 교수님께서 통합암치료와 관련된 연구를 진행 중인데, 그 연구에 필요한 인재를 찾고 있어 마침 내가 생각나 연락했다는 것이었다. 그때 나는 호주나 미국으로 건너가 학업을 계속 이어나갈 계획을 세우고 있었는데, 하필 코로나19 팬데믹이 시작되면서 해외 출국이 어려워져 이럴 수도 저럴 수도 없던 상황이었다. 나는 군대에서 익히 듣고 동경해오던 이름이었기에 우선 교수님을 만나봐야겠다는 생각이 들었고, 바로 전화번호를 눌렀다.

군 생활을 하면서 내가 가장 재미있고 감명 깊게 읽은 책이 유화승 교수님의 《미국으로 간 허준》이었다는 것은 앞서 이야기했던 바와 같다. 당시 부대에서는 장병들의 자기 계발을 위해 휴가를 걸고 독서를 독려하였는데, 그때 눈에 들어온 게 그 책이었다. 한의학의 독보적인 경지를 개척한 명의 허준이 미국을 갔다면 거기서 무슨 일을 하고 무엇을 느꼈을까 궁금했다. 그래서 읽기 시작했는데, 당시 외국으로 유학을 하러 가려던 마음을 가지고 있던 나에게 그 책은 미진보벌(迷津寶筏), '어지러운 나루터에 유유히 떠 항해의 방향을 제시해주는 보배로운 배'와 같았다. 군을 제대하면 중의사 면허를 인정해주는 국가(미주·유럽·동남아·오세아니아 등)로 가서 임상 분야로 나아갈 계획을 세우고 있던 중이었다. 이러한 시기에 만난 《미국으로 간 허준》은 내 인생에 한 줄기 서광을 비춰주었다.

사람들은 자신이 모르는 분야나 그동안 경험하지 못한 세계를 접하면 호기심을 가질 수밖에 없다. 미국 사람들이 미지의 동양의학을 그렇게 대하고 있음을 이 책을 통해 알 수 있었다. 누어 마디의 작은 핀(침)으로 부작용 없이 컨디션을 조절하고 병을 다스리는 신기한 치료법을 상상도 하지 못한 이들이 어찌 기이하다 하지 않을 수 있을까? 여기저기 산야에 널려 있는 잡풀과 다름없는 식물을 이용하여 병을 예방하고 증상을 완화하는 약을 만들어내는 것을 보고 어찌 신이하다 하지 않을 수 있을까?

그렇게 알게 된 유 교수님을 직접 만나 뵐 수 있다는 데 자못 흥분과 기대가 되었다. 당시 교수님은 막 오픈한 대전대학교 서울한방병원의 병원장으로 재직하고 계셨는데, 대학병원장이라는 직함은 내게 매우 크게 느껴졌고, 그래서일까 첫 만남에서 나는 꽤 긴장했던 것으로 기억된다. 그러한 낌새를 눈치챈 듯 유화승 교수님은 잔뜩 얼어 있는 나를 편안하고 따뜻한 말로 녹여주셨다. 그리고 나의 근황과 향후 계획에 대해 진지하게 물었다. 나의 대답을 차분히 듣고 생각에 잠겨 있던 교수님은 내게 조심스럽게 박사 공부를 하면서 같이 일해보지 않겠느냐고 제안하셨다. 연구자의 길을 꿈꾸던 나에게 이는 더없이 좋은 기회라는 생각이 들었다. 무엇보다 장차 내가 하고 싶고, 해야 할 사명을 완수하려면 박사학위가 필요했고, 교수님의 해박한 한의학에 대한 이론과 임상 경험을 전수받고 싶었다. 그렇게 해서 나와 유화승 교수님과의 인연이 시작되었고, 통합종양학에 대한 본격적인 여정이 펼쳐졌다.

통합종양학의 길로

한국에서의 공부는 또 다른 시작이었다. 먼저 모든 교재가 중국어가 아닌 한국어로 되어 있는 게 낯설었고, 또 그 안에 무수한 한자가 사용되었다는 사실이 놀라웠다. 한국의 한자는 중국의 간자체와 다르게 번자체를 사용하는데, 다행히 나는 군 입대 전 약간의 자투리 시간에 한자 공부를 해서 한자능력 2급을 받아놓았기에 번자체에 대한 거부감이나 어려움은 없었다. 그래서 한의학에서 다루는 책들을 좀 더 빠르고 정확하게 읽고 해석할 수 있었다.

한의학은 중의학에 비해 무엇이 같고 무엇이 다른지가 궁금하였고, 언젠가 기회가 되면 이를 직접 파악하고 싶었는데, 유 교수님 밑에서 이를 실천하고 또 확인할 수 있어 다행이라는 생각이 들었다. 중국에서 석사과정을 하면서 적지 않은 어려움을 겪었기에 박사과정 진학에 다소 망설여진 게 사실이다. 하지만 연구자로서 길을 가려면 박사는 기본 조건이라는 교수님의 조언으로 긴 인생을 살아가자면 역시 박사학위는 필수일 것 같다는 현실적인 판단을 하였고, 막상 하고 보니 여러 측면에서 잘했다는 생각이 들었다.

나는 한의학 박사과정을 공부하면서, 동시에 학생연구원으로서 여러 국책연구를 수행하게 되었다. 처음 맡은 연구는 유화승 교수님이 개발한 '한약 항암치료제 삼칠충초정(HAD–B1)'에 대한 국가 지원의 임상시험 연구였다. 삼칠근, 동충하초, 인삼, 유향으로 구성된 이 제제는 한국에서 개발된 최초의 폐암에 대한 한약 항암치료제라는 점에서 의미가 깊었다. 이 연구를 통해 폐암치료에 있어 의·한 협진 진료지침을 개발함과 동시에 이를 임상에 응용함으로써 치료 기간을 단축하고 항암치료에 따른 고통을 줄여줄 수 있다는 점과 이러한 프로젝트를 통해 한국의 통합의학을 한 단계 도약시킬 수 있는 계기를 마련한다는 점에서 자부심이 들었다.

이 외에도 나는 위암, 유방암 등 다양한 암치료에 관한 연구와 더불어, 한·중 협력 공동세미나 개최, 표준임상진료지침 개발, 그리고 암환자 레지스트리 구축과 같은 프로젝트에 참여하면서 연구에 대한 전반적인 이해도를 높일 수 있었다. 이러한 과정에서 나는 논문 작성에 대한 교육도 받았고, 연구 결과들을 저널에 게재하면서 연구자로서 한 걸음 더 성장할 수 있었다. 통합종양학의 세계는 내가 예상했던 것보다 훨씬 더 넓고 깊었으며, 쌓여가는 성과들을 보며, 이 길이 나의 열정과 노력이 탐스러운 열매로 열릴 수 있는 보람된 일이라는 확신을 가지게 되었다.

　이러한 훈련은 훗날 뉴욕으로 가는 여정에 큰 도움이 되었다. 박사과정에서의 연구 경험과 교수님의 지도 아래 배운 학문적 배경은 내가 글로벌 무대에서 통합의학을 연구할 수 있는 기반을 마련해주었다. 다양한 프로젝트에 참여하며 얻은 실무적 지식과 연구 방법론 또한 미국 메모리얼 슬론 케터링 암센터에서의 연수에 도전할 수 있는 자신감을 심어주었다. 특히 연구 데이터를 분석하고 임상시험을 설계하는 과정에서 습득한 경험들은 훗날 암치료에 통합의학을 어떻게 적용할 수 있을지에 대한 나의 고민을 해소해주었다. 이러한 준비가 없었다면, 뉴욕에서의 연수는 그저 꿈에 그쳤을는지도 모른다. 하지만 나는 이미 중국과 한국에서 공부와 연구를 통해 어느 정도 훈련을 받았고, 그 덕분에 뉴욕에서의 새로운 도전에 자신감을 가지고 임할 수 있었다.

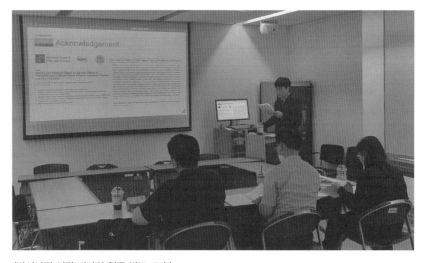

〈박사과정 시절 저자의 연구 발표 모습〉

아메리칸 드림의 시작

내가 미국의 통합암치료에 관심을 갖게 된 계기는 국제 통합암학회(SIO)에 온라인으로 참석하면서부터였다. 그때 처음으로 세계 정상급 암 센터들이 한의학을 포함한 통합의학을 연구하고 있다는 사실을 알게 되었고, 전 세계의 석학들이 통합종양학 연구에 몰두하고 있는 모습에 무한한 매력을 느끼게 되었다.

코로나19 팬데믹이 종료되고 여행이 자유로워지면서 나는 지도교수님을 따라 여러 국제와 국내 학회 및 회의에 참석하여 통합종양학의 최근 동향을 살필 수 있었다. 유 교수님은 여러 학회와 회의를 이끄는 이쪽 분야에서 한국을 대표하는 인물이었다. 그 덕에 나는 세계의 유명한 통합암치료 권위자들을 만날 수 있었고, 그들과 자유롭게 토론을 할 수 있었다. 이러한 경험을 통해 나는 앞으로 통합종양학의 나아갈 길과 방향에 대해 진지하게 고민하게 되었으며, 아울러 통합의학이 지닌 무한한 가능성을 새삼 인식하게 되었다.

지금도 세계 여러 나라에서 통합의학을 활용한 암치료가 활발하게 이루어지고 있고, 이에 관한 연구가 끊임없이 진행되고 있다. 미국의 경우, 통합의학에 전문의 자격을 두고 있으며 조지 워싱턴 대학에서는 관련 학과를 설치하여 전문 인력을 양산하기도 한다. 그럼에도 정작 한의학의 종주국인 한국에서는 의료의 이분화로 인한 갈등과 한의학에 대해 도외시하는 태도로 통합의학에 대한 관심이 크지 않고, 임상에서도 별로 신뢰하지 않고 있어 참으로 가슴 아픈 현실이라 하지 않을 수 없다. 미국, 일본, 유럽 등 여러 선진국에서는 암환자의 치료와 회복, 부작용 관리 등에서 통합의학을 활용하여 다방면에서 좋은 결과를 얻고 있음에도 불구하고 한의학의 본고장인 우리나라의 경우는 아직 시작 단계에 머물러 갈 길은 멀기만 하다. 언제 이 간격을 좁히고, 나아가 저들을 따라잡아 한의학의 종주국으로서의 체면을 살릴 수 있을까? 현재 시행되고 있는 의료정책이나 예산 책정의 현실을 감안하면 그 길이 너무 요원하게만 느껴진다.

이러한 현실을 직시했을 때 나는 통합암치료에 있어 선구자적인 자세와 야망으로 한국의 통합의학을 선도해야겠다는 강한 열망이 생겼다. 이를 위해서는 반드시 통합암치료의 선진 이론과 임상 경험을 배워야만 한다는 생각이 들었다. 통합의학은 미국을 따라올 나라가 없었다. 나는 미국의 선진 암치료 병원에 설치된 통합의학센터를 검색해보았다. 미국에는 유명한 암치료 병원이 있는데, 텍사스 대학의 MD 앤더슨 암센터(MD Anderson Cancer Center), 존스 홉킨스 시드니 킴멜 암센터 (The Johns Hopkins Kimmel Cancer Center), 하버드 대학의 다나파버 암연구소 ((Dana-Farber Cancer Institute), 뉴욕의 메모리얼 슬론 케터링 암센터(Memorial Sloan Kettering Cancer Center) 등이 그것이었고, 이들 병원 모두에 암치료 통합의학센터가 설치되어 있었다.

나는 이들 통합의학센터 중 한 곳으로 가야겠다는 마음을 먹고 준비에 들어갔다. 이를 위해서는 무엇보다 실력이 필요했다. 그래서 나는 부지런히 학회에 참석하고 논문을 작성하며, 기회가 있을 때마다 그동안의 연구 결과에 대해 발표도 하였다. 다음의 글은 그 발표문 중 하나다.

제17회 국제 통합암학회 컨퍼런스 참관기

들어가는 말
10월 16일부터(미국 동부 시각 9:00 am) 17일까지 이틀 동안 '제17회 국제 통합암학회(SIO) 컨퍼런스'가 온라인으로 개최되었다. 'COVID-19와 통합종양학 : 건강 형평성의 글로벌 과제 해결'이라는 주제로 진행된 컨퍼런스는 SIO와 존스 홉킨스 대학(Johns Hopkins University)이 공동으로 개최했다. 원래 예정된 SIO 제17회 컨퍼런스는 '암과 더불어 잘 살아가는 과학'이라는 주제로 메릴랜드주 볼티모어에서 개최될 예정이었으나 최근 발병한 COVID-19의 영향으로 위와 같은 주제로 온라인으로 개최되었다.
이번 컨퍼런스에는 전 세계에서 통합암치료 분야의 임상의, 연구자, 환자, 실무자 및 연수생 등의 다학제로 구성된 대규모의 학자들이 참석하였다. 이번 학술 대회는 존스 홉킨스 대학의 오티스 브라울리(Otis Brawley)의 기조연설을 시작으로 패널 토론, 본회의 및 3개의 서로 다른 동시 워크숍 등으로 구성되어 있어서 관심 있는 분야를 선택하여 들을 수 있는 형태로 진행되었다.

주요 프레젠테이션과 온라인 워크숍
본회의 발표는 '통합종양학 글로벌 업데이트 회의'로 이스라엘, 중국, 미국, 이탈리아, 브라질 출신의 강연자들로 구성되어 SIO의 국제계획과 관련된 주제로 진행되었으며, 팅 바오(Ting Bao) 박사의 SIO 현황에 관한 강연도 진행되었다. 동시 세션에서는 3개의 워크숍이 동시에 진행되었는데, 각각 암환자의 라이프 스타일, 젊은 암환자를 대상으로 한 통합요법, 문화와 통합종양학에 관한 주제로 진행되었다. 온라인으로 개최된 워크숍이다 보니 자유롭게 여러 워크숍에 참여할 수 있다는 장점이 있었다. 그중 가장 인상 깊었던 워크숍은 청소년 및 젊은 성인(15~39세) 암환자에 대한 통합요법에 관한 발표였다. 젊은 암환자들은 주로 불안, 우울증 및 외상 후 스트레스와 같은 정신적인 고통을 호소하는 경우가 많은데, 이를 통합요법을 활용하여 정신·신체의 건강을 지원하는 치료모델을 제시하였다. 특히 요가를 활용한 증상 완화 및 심리안정을 지원하는 통합요법은 쉽고 재미있게 구성되어 다른 어려운 강연에 비해 이해하기가 쉬워 기억에 남았다.
또 다른 워크숍에서는 전통한약 사용에 대해 문화적으로 민감한 부분에 대한 접근 방식에 관한 발표가 있었는데, 해외에서 전통한약 사용에 많은 관심이 있다는 것을 알게 되어 매우 인상 깊었다. 끝으로 마음, 몸, 영혼이라는 주제로 토니 레드하우스의 특별공연이 있었는데, 신비한 느낌을 조성하는 연주와 공연이 매우 인상적이었다.

온라인으로 개최된 컨퍼런스

이번 컨퍼런스는 온라인으로 개최된 만큼 세계 여러 나라의 사람들이 참여하여 자유롭게 토론하였는데, 각국의 전문가들이 모여서 열띤 토론을 하는 모습이 사뭇 인상 깊었다. 필자가 가장 인상 깊게 느낀 것은 한의학의 종주국인 한국보다 미국 등 해외에서 한의학을 더 관심 깊게 연구하고 활용하고 있다는 것이다. 무엇보다 '통합암치료'가 세계 각국에서 보편적으로 운영되고 있고 환자나 의료진들 또한 통합암치료에 대해 우호적인 것을 보아 통합암치료가 미래 암치료를 주도해나갈 것이라는 확신이 들었다.

해외의 국제 학술대회에 직접 참여하지 못한 아쉬움이 있었는데, 온라인 컨퍼런스 또한 그에 못지않은 구성과 편리함을 갖추고 있어 나름의 장점이 있다고 할 수 있다. 한 가지 단점은 미국 동부 시간을 기준으로 프로그램이 구성되어 있어서 한국에서 참여하기에는 너무 늦은 새벽 시간이라는 점이다.

끝으로 이번 기회를 마련해주신 대전대학교 서울한방병원 동서암센터 유화승 교수님과 컨퍼런스에 함께 참가한 대전대학교 대전한방병원 동서암센터 송시연 선생님께 진심으로 감사를 전하는 바이다.

출처: 2020.10.29. 〈한의신문(https://www.akomnews.com)〉

〈국제 통합암학회(SIO) 제17회 국제 컨퍼런스〉

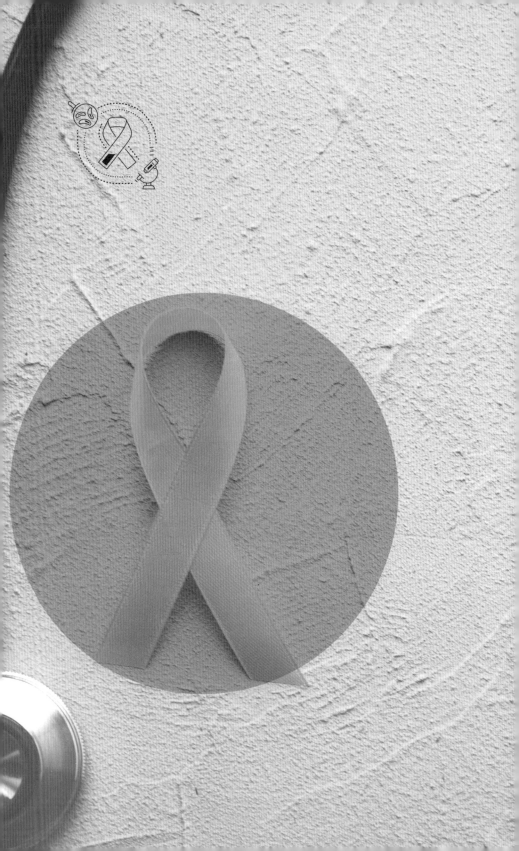

제2장

세계에서 가장 오래된
뉴욕의 암센터

암과 전통의학

　현재 인류의 의학은 첨예하게 발달해 있다. 거의 모든 질병을 정복했을 뿐만 아니라 영원히 살 수 있는 방법까지를 고안해놓고 있다. 또한 인공지능(AI) 쪽의 기술 역시 놀라울 정도의 수준까지 발달해 있다. 나아가 의학과 AI를 접목하여 호모 사피엔스의 신체적 한계를 뛰어넘는 새로운 인류의 출현을 코앞에 두고 있는 실정이다.

　이러한 과학 기술의 시대에도 여전히 인류는 몇몇 숙제를 남겨두고 있는데, 그중 하나가 바로 '암'이다. 암은 인류와 함께 공존해왔다고 할 정도로 역사가 오래된 질병이다. 암에 대한 최초의 기록은 기원전 1,600년경 이집트의 상형문자로 쓰인 유방암에 대한 것이다. 의학의 아버지라 불리는 히포크라테스도 이 병에 대해서 기록을 남겼는데, 그는 이 질병을 그리스어로 '게'라는 뜻인 'karkinos'라고 B.C 400년경 명명했다. A.D 47년경 희랍의 철학자 셀수스(Aulus Cornelius Celsus)가 백과사전을 쓸 때 히포크라테스의 'karkinos'를 인용해서 라틴어로 게를 뜻하는 'cancer'를 쓰면서 이 용어가 보편화되었다. 'cancer'라는 단어 자체는 원래 게, 혹은 황도 12궁의 게자리라는 뜻인데, 종양의 모습이

'마치 게 등딱지같이 생기고 딱딱하다'고 하여 그렇게 이름을 붙였다는 것이다.

한자인 癌(암 암)은 '疒+嵒'의 형태로 이루어져 있는데, 嵒은 巖(바위 암)의 이체자다. 사람 몸의 바위같이 들어내기 힘든 무거운 질병 疒(병질 엄)'이라는 의미의 글자이다. 일본에서는 癌이라는 글자를 상용한자에 포함시키지 않아 현대 일본어의 암 표기는 독음을 가나 문자로 그대로 써서 'がん(간)'이라고 한다. 신체 부위 명칭은 주로 한자를 쓰기 때문에 암과 관련한 병명은 한자와 가나 문자를 혼합해서 쓴다. 폐암을 예로 들면 '肺がん(하이간)'이라 표기한다.

이렇듯 오래되고 난해한 암치료에 한의학, 중의학, 캄포, 아유베르다, 티벳의학 등의 전통의학이 상당 부분 공헌해온 것은 사실이다. 하지만 대부분의 전통의학은 과학적인 근거가 상대적으로 부족하고 부작용에 대한 위험이 존재한다는 보편적인 관념에 그 공을 쉽사리 인정받지 못하고 있다. 이에 전통의학에 대한 관념을 바로 세우고 그 공을 인정받기 위해서는 치밀한 연구를 통한 과학적 검증이 필요하다. 그 검증 작업의 최일선에 있는 나라는 놀랍게도 한국, 중국, 일본, 인도, 티벳 등 전통의학의 종주국이 아닌 바로 미국이다.

미국은 역사가 250년도 안 되는 나라다. 5천 년을 자랑하는 한의학이나 중의학 쪽에서는 거론하기조차 민망한 짧은 역사다. 하지만 그들은 일찍이 전통의학의 효능과 잠재력을 알아보고 이를 활용하기 위해 어떤 나라보다 노력을 기울이고 있다. 수많은 대학, 의료 기관 등에서 통합의학이라는 이름으로 전통의학의 효능에 관해 연구하고 있고, 특히 암환자의 치료에 전통의학을 접목시켜 효과를 높이기 위해 노력하고 있다.

이러한 노력에 힘입어 미국의 유수한 병원들에서는 통합의학센터를 두고 있는데, 뉴욕에 있는 메모리얼 슬론 케터링 암센터는 특히 세계에서 가장 오래된 암센터 중 하나로서, 암치료와 통합의학 연구의 선구적인 위치에 서 있다. 이 기관은 환자들에게 최상의 치료를 제공하기 위해 현대의학과 전통의학을 접목한 치료법을 개발하고 있으며, 이곳에서는 침치료, 향기요법(아로마테라피), 마사지, 심상안내, 최면, 저강도 운동, 기공, 태극권, 요가, 한약, 음악요법 등 다양한 전통요법과 의학적 치료법을 통합적으로 사용하여 환자들의 신체적·정서적 증상을 관리하고 있다.

〈MSKCC의 통합의학 소개 영상〉

세계에서
가장 오래된 암센터

현재 세계적인 사망 원인 1위는 압도적으로 암이 차지하고 있다. 고대로부터 지금까지 인류의 가장 위협적인 질병인 이 암을 치료하기 위해 그동안 많은 노력을 기울였다. 고대에는 이 지긋지긋한 질환을 없애기 위해 불로 달군 금속 도구를 사용하여 상처를 태우거나 비소를 발라 독성 질환을 죽이는 방법들을 고안하여 사용하였는데, 낫기는커녕 오히려 질환을 키우거나 합병증으로 더 빠른 사망의 결과를 낳기도 하였다. 세포학적으로 처음 암을 인지한 사람은 독일의 병리학자 요하네스 뮐러(Johannes Muller)다. 그는 1838년 현미경을 이용하여 암세포를 발견하여 제시함으로써 이의 치료에 획기적인 계기를 마련했다. 이후 마리 퀴리(Marie Curie)의 방사선의 발명으로 이를 이용한 치료법이 개발되고, 또한 연금술에 기인한 화학의 발달에 여러 화학요법이 응용됨으로써 20세기에 들어 곧 이의 정복을 눈앞에 두고 있는 듯했다.

하지만 방사능 치료와 화학요법의 이면에 가려진 폐해를 알지 못해 다른 질병을 불러오거나 부작용이 발생하는 등의 결과에 이러한 암치료법에 대한 무용론이 등장하기도 하였다. 21세기에 들어서도 이러한 치료와 그에 따른 후유증 관리에 많은 시간을 허비하고 있었는데, 이때 미국은 발 빠르게 전통의학에 눈을 돌려 암치료에 있어 새로운 패러다임의 시대를 열었다. 그 시작점에 바로 메모리얼 슬론 케터링 암센터(Memorial Sloan Kettering Cancer Center)가 자리한다.

메모리얼 슬론 케터링 암센터는 1884년에 존 에스터(John J. Astor)와 그의 아내인 샬롯(Charlotte), 그리고 그들과 뜻을 같이하는 그룹에 의해 뉴욕 맨해튼의 어퍼웨스트사이드에 '뉴욕 암 병원(New York Cancer Hospital)'이라는 이름으로 처음 설립되었다. 당시에는 암을 불치병으로 여겨 많은 의사들이 치료하기를 꺼리던 시기였는데, 이러한 어려운 시기에 암 연구와 치료를 전문으로 하는 미국 최초의 암 전문 병원을 설립함으로써 암치료사의 한 획을 그었다. 그 후 1939년 존 록펠러 주니어(John D. Rockefeller Jr.)가 기증한 부지에 메모리얼 병원이라는 이름으로 재개원하였으며, 1940년에 전직 제너럴 모터스(General Motors)의 임원이었던 알프레드 슬론(Alfred P. Sloan)과 찰스 케터링(Charles F. Kettering)이 미국 최고의 생명의학 연구기관 중 하나인 슬론 케터링 연구소(Sloan Kettering Institute, SKI)를 메모리얼 병원 인근에 설립하였고, 1960년대에 메모리얼 병원과 슬론 케터링 연구소가 통합되어 비로소 메모리얼 슬론 케터링 암센터가 완성된 것이다.

오늘날 메모리얼 슬론 케터링 암센터는 미국에서 가장 신뢰할 수 있는 평가기관 중 하나인 'US News & World Report'에서 선정한 2024~2025 최고 병원(Best Hospital)의 암 분야에서 텍사스 대학교의 MD 앤더슨 암센터에 이어 2위에 랭크되었으며, 지난 35년 동안 미국 내 상위 2개의 암 병원 중 하나로 지속해서 선정되어왔다. 이곳은 현재 514개 병상을 갖추고 있으며 1,400명이 넘는 전문의와 4,000명이 넘는 간호사가 근무하고 있다. 통계에 의하면 메모리얼 슬론 케터링 암센터는 2021년 한 해에만 7만 3,000여 명의 암환자가 외래 진료센터를 방문하였으며, 입원환자만 2만 4,000명이 넘는다고 한다. 메모리얼 슬론 케터링 암센터는 암의 치료, 연구, 교육의 3가지 주요 분야에서 지속적인 성과를 내고 있으며, 오늘날 세계에서 가장 유명하다고 인정받는 암 전문 기관 중 하나로 평가받고 있다.

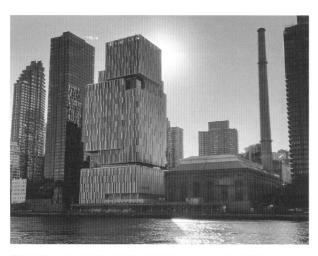

〈메모리얼 슬론 케터링 암센터의 데이비드 H. 코흐 센터 전경〉

'최고의 암치료 기관'
메모리얼 슬론 케터링 암센터

메모리얼 슬론 케터링 암센터는 그 역사만큼이나 수준 높은 암치료 기술을 보유하고 있다. 2019년 〈뉴욕 매거진〉의 '최고의 의사' 특집호에서는 메모리얼 슬론 케터링 암센터가 뉴욕에서 가장 많은 암 전문의를 보유한 병원이라고 발표하였다. 이곳의 외과 의사들은 미국 내 암수술 경험이 가장 많은 것으로 알려져 있는데, 암 수술에 특화되어 있어 선진화된 수술 기법을 통해 암환자의 삶의 질을 향상시키는 최선의 수술을 시행하고 있으며, 특히 최소 침습 수술을 통해 외과 수술적인 혁신을 도모해오고 있다.

이 센터의 방사선 전문의들은 최신 3D 입체 영상 기술을 사용하여 암을 발견하고 있으며, 병리학자들은 이렇게 발견된 암을 더욱 정확하고 세밀하게 진단하기 위해 2020년 20만 개 이상의 병리학 보고서를 참조하여 이를 분석해 최상의 치료 과정을 제시하기 위한 진단 및 질병의 단계를 세분화한 가이드를 제시하고 있다. 또한 이곳의 방사선 암 전문의들은 최신 방사선치료 기술을 개발하고 임상에 적용하고 있는데, 특히 건강한 조직과 기관에 대한 방사선 노출을 최소화하면서 종양 부위에만 높은 선량의 방사선을 효과적으로 전달할 수 있는 '강도 변조 방사선 요법(Intensity-modulated radiation therapy)'을 개발하였으며, 매우 정밀한 형태의 방사선 요법인 양성자 요법도 시행하고 있다.

이곳의 암 전문의들은 기존의 표준요법보다 더 안전하고 효과적인 새로운 화학치료 요법의 약을 개발함과 동시에 보다 효과적인 치료 성과를 거두기 위해 화학요법에 면역 치료나 백신을 접목시키려는 획기적인 방법을 시도하고 있다. 이 외에도 재활, 상담, 통증 완화, 암 검진, 치료 후의 삶의 질 보장, 통합의학 서비스 등 암치료의 모든 단계에서 환자들과 가족들을 돕기 위한 광범위한 지지요법 프로그램을 제공하고 있다.

특히 통합의학 서비스에서는 한의학을 포함한 다양한 보완대체요법을 활용하여 암환자들에게 심리적·신체적, 그리고 정신적인 안정 상태를 지원하고 있다. 한의학이 암치료에 활용된다는 사실이 다소 생경하게 들릴 수도 있겠지만, 사실 한의치료는 양의만큼이나 과학적이고 효과적인 암치료 방법의 하나이다. 무엇보다 암 관련 증상 및 암치료와 관련된 부작용 관리에서 한의학적 치료는 탁월한 효과를 보인다. 예를 들어, 침치료는 통증, 불면증 등과 같은 증상의 관리에 효율적이고, 한약은 항암치료로 인한 부작용(구역질, 구토, 불면증 등)을 감소시키는 데 효

과적이다. 또한 마사지, 요가, 명상, 댄스, 운동 치료 등 여러 보완대체
요법에 관한 연구가 이루어지고 있으며, 암환자를 치료하기 위한 다채
로운 방법들이 임상에서 활용되고 있다.

메모리얼 슬론 케터링 암센터의 통합의학 서비스

20세기 초반만 하더라도 미국에서는 통합의학이라는 개념이 희미하던 시기였다. 통상적인 서양의학과는 별개로 대체의학이라는 개념으로 주류 의료체계와는 별도로 존재하였으며, 통합적인 치료는 시행되지 않았다. 미국에 통합의학이 처음 모습을 드러낸 것은 20세기 후반, 앤드류 웨일(Andrew Weil) 박사가 아리조나 대학교에 통합의학센터를 처음 설립하면서부터다. 웨일 박사는 다양한 대체 치료법과 전통적인 서양의학을 결합한 통합적 접근 방식을 제안하였으며, 이로써 암환자들의 치료에 있어 신체적·정신적 건강을 동시에 고려하는 전인적 치료의 기반을 마련하였다. 이 시기부터 시작된 통합의학에 대한 관심은 점점 높아져 의학의 다원화와 환자 중심의 접근을 추구하는 새로운 의학적 패러다임이 제시되었으며, 대체의학에 대한 긍정적 인식이 증가하면서 기존의 서양의학과 대체의학의 통합이 모색되기 시작하였다.

메모리얼 슬론 케터링 암센터에서는 이러한 새로운 의학적 패러다임에 발맞춰 통합치료 프로그램을 구축하기 위해 1999년 배리 카실레스 (Barrie R. Cassileth) 박사를 초빙하였다. 카실레스 박사는 통합의학과 보완대체의학에서 두각을 나타내던 미국의 의료 사회학자였는데, 당시 메모리얼 슬론 케터링 암센터의 센터장이었던 폴 마크스(Paul Marks)의 제안을 받아들여 이곳에 합류하게 된 것이다. 통합치료 프로그램은 카실레스의 지휘 아래 60여 명의 직원과 별도의 건물을 둔 부서로 확장되었으며, 이후 카실레스는 통합의학 서비스 부서를 창립하고 통합의학 분야의 책임을 맡았다. 그녀는 암환자들을 위한 마사지, 침술, 명상, 요가 그리고 영양 관리와 같은 보완적 치료법을 통합치료의 일부로 포함시켜, 치료 과정에서 발생하는 부작용을 완화하고 환자의 삶의 질을 향상시키는 데 주력했다. 또한 그녀는 환자와 의료진이 신뢰할 수 있는 정보를 제공하기 위해 어바웃 허브(About Herbs)라는 온라인 기반 데이터베이스를 만들었다. 이는 보완대체의학에서 사용되는 약초와 건강보조식품에 대한 과학적 정보를 체계적으로 정리하여 제공함으로써 현재에도 암환자들과 의료진에게 매우 중요한 자료로 활용되고 있다.

2003년, 카실레스 박사는 국제 통합암학회(SIO)를 설립하고 초대 회장을 맡아 통합의학의 발전을 위해 지속적으로 헌신했다. 그녀의 노력은 통합의학이 암치료에서 필수적인 역할을 수행하는 데 기여했으며, 통합의학이 단순한 보완 치료를 넘어 의학의 중요한 축으로 자리 잡는 데 큰 영향을 미쳤다. 하지만 세월에는 장사가 없다고 하듯 안타깝게도 카실레스 박사는 2022년 84세의 나이로 세상을 떠났다. 국제 통합암학회는 카실레스 박사의 업적을 기리기 위해 그녀의 이름을 딴 장학 프로그램을 신설하여 오늘에 이르기까지 통합종양학 분야에서 우수한 연구자들을 발굴하여 장학금을 지원하고 있다. 카실레스 박사의 헌신과 비전은 현재에도 메모리얼 슬론 케터링 암센터의 통합의학 서비스와 세계 통합종양학계에 깊이 자리 잡고 있으며, 많은 연구자들에게 깊은 영감과 실질적인 도움을 주고 있다.

〈SIO 창립자 배리 카실레스 박사에 대한 추모사〉

암 정복에 앞장서는 메모리얼
슬론 케터링 암센터의 연구

메모리얼 슬론 케터링 암센터의 통합의학 서비스는 통합암치료 분야에서 국제적인 리더 역할을 하고 있으며, 암치료, 연구, 교육에서도 현저한 두각을 나타내고 있다. 메모리얼 슬론 케터링 암센터는 과학적으로 유효하고 안전하다고 증명된 치료들을 제공하기 위해 1999년 창립 이후 적극적인 방법으로 이와 관련된 연구를 다방면으로 수행 중이다. 통합종양학에 속한 치료법들의 한계라고 할 수 있는, 전통적으로 사용되고 있기는 하나 과학적으로 기전이 증명되지 못한 부분을 극복하여 환자들과 대중들에게 이 치료법이 어떻게 효과가 있을 것인지를 증명해야 하는 것이 통합의학 서비스 부서의 목표이다. 이들의 웹사이트에서는 '환자와 대중들은 이러한 다양한 치료법이 어떻게 효과가 있는 것인지 알 권리가 있다'고 주장을 하며, 메모리얼 슬론 케터링 암센터에서 수행하는 모든 통합종양학 관련 연구를 미국 국립보건원(NIH) 등의 공신력 있는 기관을 통해 검증함으로써 이들의 목소리를 높이고 있다.

메모리얼 슬론 케터링 암센터는 암을 진단하고 치료하는 새로운 방법을 개발하는 데 항상 앞장서왔으며, 암을 정복하기 위한 연구도 그 역사만큼이나 세계 최고 수준을 자랑한다. 이곳에는 120개가 넘는 연구소가 있으며 최첨단 기술을 다루는 38개의 핵심 시설을 보유하고 있다. 지금까지 메모리얼 슬론 케터링 암센터에서 개발한 11가지 이상의 신약이 미국 식품의약국(FDA)으로부터 승인을 받았는데, 이는 다른 어떤 암센터와 비교해보아도 높은 성공률을 자랑한다. 또한 세계에서 가장 크고 많은 임상 연구를 수행하는 기관으로 정평이 나 있는데, 등록된 소아 및 성인 암 관련 임상시험 프로토콜만도 1,800여 건에 이른다니 대단하다고 할 수 있다.

특히 통합의학과 관련한 연구가 활발히 진행 중인데, 앞서 말한 대로 통합의학이란 기존의 수술을 필두로 한 화학요법, 방사선요법 등의 표준치료와 함께 침치료, 한약치료, 마사지, 식이요법, 운동치료, 댄스요법 등으로 기존 표준치료의 효과를 높임과 동시에 항암치료의 부작용을 감소시키는 통합적인 접근을 말한다. 그중 침치료와 관련한 연구가 가장 대표적인데, 예를 들어 약물요법과 결합한 침치료는 암성 통증을 완화하고 통증 완화 시간을 연장시키며 삶의 질 향상에 매우 탁월한 효과가 있다고 알려져 있다.

또한 진행성 암환자의 경우 화학요법으로 유발된 메스꺼움과 구토, 구강건조증, 아로마타아제 억제제 유발 관절통, 안면홍조 및 호흡곤란에 많은 도움이 되는 것으로 나타나고 있다. 이러한 연구 결과를 바탕으로 미국 임상종양학회(ASCO)나 미국 종합암네트워크(NCCN) 등에서는 임상진료지침을 통해 암 관련 증상을 치료하기 위해 침치료를 포함한 명상, 마사지, 경피신경전기자극치료, 운동치료 등의 통합의학적 접근을 적극적으로 권고하고 있다.

차세대 전문가를 만드는 메모리얼 슬론 케터링 암센터의 교육

메모리얼 슬론 케터링 암센터의 핵심 사명 중 하나는 교육이다. 이곳의 교육 프로그램은 특히 암과 관련된 차세대 의료진과 과학자 및 기타 의료 전문가를 키워내는 데 초점이 맞춰져 있다. 록펠러 대학, 코넬 대학, 웨일 코넬 의과대학 등과 제휴 관계를 맺고 있으며, 생화학과 계산생물학(Computational Biology), 생명공학, 의학과 의과학 분야에 대한 박사과정 프로그램을 제공하고 있다. 여기서는 특히 의과학자 양성에 힘쓰고 있는데, 웨일 코넬 의과대학 및 록펠러 대학과 공동으로 의과학자 양성을 위한 PhD/MD 프로그램을 시행하고 있기도 하다.

메모리얼 슬론 케터링 암센터는 웨일 코넬 의과대학 교수진들의 지도하에 레지던트와 인턴들을 교육하고 있으며, 전문성을 추구하는 의사를 훈련시키기 위한 임상 펠로우십과 고급 연구인력을 배양하기 위한 연구 펠로우십을 제공하고 있다. 2021년도 발표에 따르면, 이곳에는 1,691명의 레지던트 및 임상 펠로우가 있으며, 471명의 박사후연구원 및 연구학자, 326명의 박사 혹은 PhD/MD 과정생, 그리고 간호학과 학생 575명과 의대생 350명을 교육하고 있다. 이 밖에도 의학·과학 분야에서 경력을 쌓고자 하는 고등학생이나 대학생을 위한 다양한 교육과 훈련 프로그램도 제공하고 있다.

특히 다양한 여름 프로그램을 운영하고 있는데, 의과대학생에게 종양학과 생명과학 분야에서의 탐색 기회를 제공하여 연구 프로젝트의 발견에서부터 개발, 그리고 치료 제공에 이르기까지의 연구 주기 전반에 걸친 폭넓은 교육을 제공하고, 임상 실습을 통해 임상 현장을 직간접적으로 느낄 수 있게 하여 의학과 과학에 대한 이해를 넓히고 미래의 의료 전문가로서의 기술과 지식을 발전시킬 수 있도록 안내하고 있다.

〈MSKCC의 학생생활 소개 영상〉

평등과 다양성, 포용을 존중하는 메모리얼 슬론 케터링 암센터

메모리얼 슬론 케터링 암센터는 모든 사람을 위하고 모두에게 적용되는 평등과 정의를 강조하고 있다. 이곳에서는 모든 사람에 대한 평등을 주장하면서 또한 다양성을 포용하고 있으며, 인종차별을 포함한 모든 종류의 증오에 대한 무관용 원칙을 고수하고 있다. 언제나 인종, 민족, 문화적 다양성, 연령, 성별, 성 정체성, 성 소수자, 종교 및 장애인을 포함하여 메모리얼 슬론 암센터의 모든 구성원이 예의와 존중을 받을 수 있는 환경을 조성하기 위해 최선을 다하고 있으며, 모범 사례를 도입해 직원들을 교육하고 이를 이루기 위한 모든 지원을 아끼지 않고 있다. 이러한 방침은 최고의 인재를 유치하고 개발 및 유지하는 데 필수적이라고 믿고 있으며, 이것이 혁신을 주도하고 세계적 수준의 암치료, 연구 및 교육을 이룰 수 있고, 이를 통해 생명을 구하고 연장시키는 센터의 사명을 달성할 수 있다고 생각하고 있다.

메모리얼 슬론 케터링 암센터에는 평등, 다양성 및 포용 원칙을 이루기 위한 위원회도 조직되어 있다. 메모리얼 슬론 케터링 암센터의 고위 임원들로 이루어져 있는 거버넌스 그룹(Governance Group)을 통해 모든 측면에서 평등과 다양성 및 포용이 이루어질 수 있도록 협력하고 있으며, 평등, 다양성 및 포용 위원회(Equality, Diversity, and Inclusion Council)를 구성해 조직 전체의 목소리를 듣고 다양성을 보장받을 수 있도록 힘쓰고 있다. 또한 직원 리소스 네트워크(Employee Resource Networks)를 구축하여 직원들이 각자 자신의 아이디어와 다양한 관점을 공유하도록 권장하고 있으며, 이를 통해 소속감을 가지고 포용적인 환경을 조성하기 위해 노력하고 있다.

〈MSKCC의 비전, 사명 및 핵심 가치〉

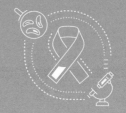

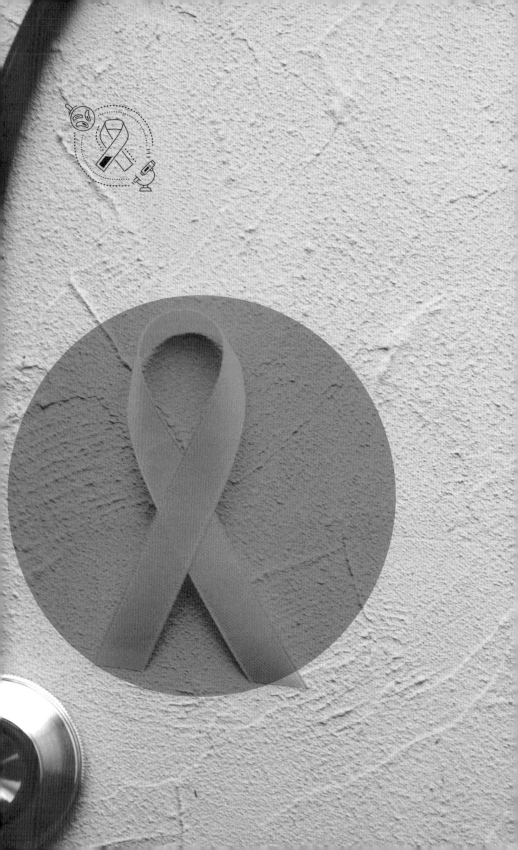

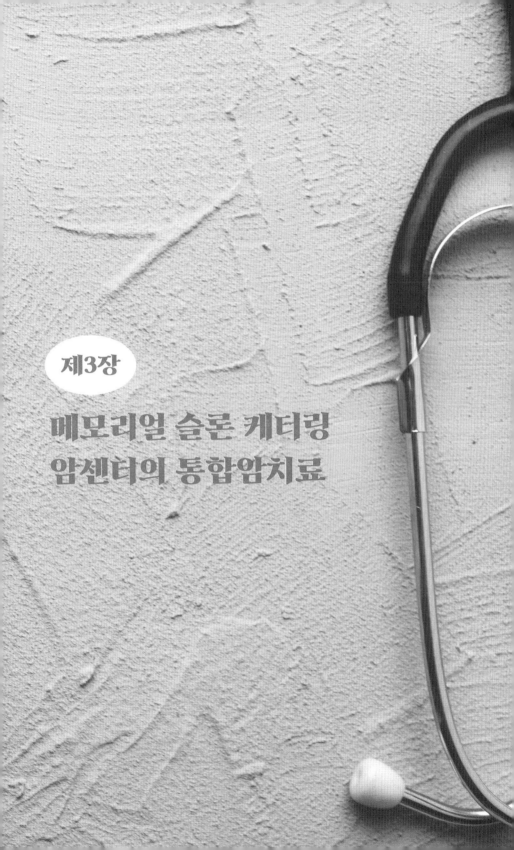

제3장

메모리얼 슬론 케터링
암센터의 통합암치료

암환자들이 겪는 대표적인 증상

메모리얼 슬론 케터링 암센터에서는 암치료의 효과를 극대화하고, 동시에 치료 과정에서 발생할 수 있는 다양한 부작용을 최소화하기 위해 전통적인 치료법을 포함한 통합적 치료를 병행하고 있다. 통합치료법에는 침치료, 아로마테라피, 마사지, 심상안내, 최면, 저강도 운동, 한약 및 음악요법 등이 포함된다. 이러한 방법들은 각각 독특한 접근 방식을 통해 암환자들이 겪는 통증, 피로, 불면증, 불안 및 우울증, 소화기 문제, 말초신경변증, 안면홍조증 등의 증상에 맞춤형 관리를 제공하며, 환자들이 겪는 암의 신체적·정신적 부담을 완화시키고 있다. 암환자들이 겪는 주된 문제는 다음과 같다.

통증

암환자의 통증은 다양한 원인으로 인해 발생할 수 있다. 직접적으로는 암세포가 조직을 침범하거나, 뼈, 신경, 기타 기관에 압력을 가하면서 통증을 유발할 수 있으며, 암의 위치와 크기에 따라 다양한 유형의 통증이 발생할 수 있다. 이는 급성이거나 만성적일 수 있으며 치료 과정에서도 통증이 발생할 수 있는데, 수술, 방사선치료, 화학요법 등이 원인이 될 수 있다. 이와 함께, 암과 관련된 만성질환 또는 치료 부작용으로 인한 심리적·정서적 스트레스도 통증을 악화시킬 수 있다.

통증이 제대로 관리되지 않을 경우, 신체적·정서적·사회적으로 다양한 부정적인 결과를 초래할 수 있다. 관리되지 않은 통증은 암환자의 일상생활과 활동에 심각한 제약을 가져오며, 수면 장애, 식욕 부진, 체력 저하와 같은 문제를 일으킬 수 있다. 또한 만성 통증은 우울증, 불안, 스트레스와 같은 정서적 문제를 유발하며, 이는 환자의 치료 참여도와 회복 과정에 부정적인 영향을 미칠 수 있다. 사회적으로는 가족과의 관계 악화, 사회적 고립, 경제적 부담 증가 등의 문제를 발생시킬 수도 있다.

이러한 암환자의 통증은 다양한 양상으로 나타나기 때문에 관리가 어렵다. 암 통증은 개인마다 그 성격이나 강도가 크게 다를 수 있으며, 때로는 예측하기 어려운 방식으로 변화할 수도 있다. 일부 환자들은 지속적이고 꾸준한 통증을 경험하는 반면, 어떤 환자들은 갑작스러운 통증 발작을 겪을 수도 있다. 또한 통증의 위치가 명확하지 않거나, 여러 부위에서 동시에 느껴지기도 하며, 때로는 통증의 근원을 정확히 파악하기 어렵기도 하다. 이러한 변화무쌍하고 복잡한 통증의 특성은 환자의 상태와 치료 반응을 정확히 모니터링하고, 효과적인 통증 관리 계획을 수립하는 것을 어렵게 만든다.

피로

암환자의 피로는 다양한 원인에 의해 발생할 수 있다. 암 자체의 신체적 영향뿐만 아니라, 치료 과정에서 사용되는 방사선치료, 화학요법, 그리고 수술과 같은 치료들이 신체 에너지를 고갈시킴으로써 야기되기도 한다. 또한 암의 위치와 진행 정도에 따라 환자의 일상 활동에 필요한 에너지의 양이 변할 수 있는데, 이러한 양상이 만성적인 피로감으로 이어지기도 한다. 이와 함께 암치료와 관련된 정서적 스트레스나 심리적 부담도 피로를 증가시키는 중요한 요인이 될 수 있다.

피로가 제대로 관리되지 않을 경우, 환자의 삶의 질에 심각한 영향을 미칠 수 있다. 암성 피로는 환자가 일상적인 활동을 수행하는 데 있어 큰 장애가 되며, 사회적 관계와 직업 활동에도 부정적인 영향을 줄 수 있다. 더 나아가, 식욕 부진, 수면 문제, 집중력 저하 등을 포함한 다양한 신체적·정서적 문제를 유발시키기도 한다. 만성 피로는 또한 우울증이나 불안 같은 정서적 문제를 야기하거나 악화시킬 수 있으며, 이는 환자의 치료 참여도와 전반적인 회복 과정에 악영향을 미칠 수 있다.

이렇듯 암성 피로는 그 원인과 양상이 다양하기 때문에 관리가 매우 어렵다. 환자마다 피로의 정도와 경험이 크게 다를 수 있으며, 치료 과정에서의 변화에 따라 피로의 강도가 달라질 수 있다. 또한 피로의 원인이 다양하고 복합적인 경우가 많아, 그 근본 원인을 정확히 파악하고 적절히 대응하기 어려운 경우도 있다. 이는 효과적인 피로 관리 계획을 수립하는 것을 어렵게 만든다.

불면증

암환자들은 치료 과정에서 다양한 이유로 불면증을 경험할 수 있다. 통증, 피로, 불안, 스트레스 등이 주요 원인으로 작용하며, 암치료에 사용되는 약물이나 치료법 자체가 수면 패턴에 부정적인 영향을 미치기도 한다. 암이 직접적으로 신체에 미치는 영향과 그로 인한 심리적 부담 역시 불면증을 유발할 수 있다. 불면증이 제대로 관리되지 않을 경우, 잠을 제대로 자지 못해 환자는 종일 피로감을 느끼고, 집중력과 기억력이 저하되며, 이는 일상생활과 사회적 활동에 큰 지장을 준다. 또한 수면 부족은 면역 체계를 약화시키고, 감염 위험을 높이며, 암치료의 효과를 감소시킬 수도 있다. 정서적으로는 불안과 우울증이 악화될 수 있으며, 이는 환자의 치료 참여도와 회복 과정에 부정적인 영향을 미친다.

또한 암환자들의 신체적·정서적 부담이 가중될 수 있는데, 신체적으로는 수면 부족으로 인한 체력 저하가 발생하며, 암치료에 부정적인 영향을 미치기도 한다. 정서적으로는 불면증으로 인한 불안감과 우울증이 심화될 수 있으며, 이는 환자가 느끼는 전반적인 삶의 만족도를 크게 떨어뜨린다. 또한 불면증은 환자의 대인 관계와 사회적 상호작용에도 부정적인 영향을 미친다. 이로 인해 환자는 사회적으로 고립되거나 가족과의 관계가 악화될 수 있다.

불안 및 우울증

암환자들은 치료 과정에서 다양한 이유로 불안과 우울증을 경험할 수 있다. 암 진단 자체가 환자에게 큰 충격을 주며, 이는 그 자체로 심리적 불안과 우울증을 유발할 수 있다. 또한 치료의 부작용, 미래에 대한 불확실성, 신체적 고통 등도 정서적 문제를 악화시키는 주요 요인이다. 그 때문에 불안과 우울은 암환자의 삶의 질에 심각한 영향을 미친다. 정서적 고통은 환자들의 일상생활 수행 능력을 저하시킬 수 있고, 사회적 관계와 직업 활동에도 부정적인 영향을 미칠 수 있다. 또한 신체적 건강에도 영향을 미쳐 면역 기능을 약화시키고, 회복 속도를 늦출 수 있으며, 치료 참여도를 감소시켜 치료 효과를 떨어뜨릴 수 있다.

암치료 과정에서 경험하는 불안과 우울증의 원인은 다양하다. 치료 부작용으로 인한 신체적 불편감과 고통은 불안과 우울증을 유발할 수 있다. 예를 들어, 화학요법이나 방사선치료는 메스꺼움, 구토, 탈모, 피로 등을 초래할 수 있으며, 이러한 증상들은 환자에게 큰 스트레스를 줄 수 있다. 또한 수술 후 회복 과정에서의 신체적 변화와 기능 상실 역시 정서적 부담을 가중시킬 수 있다. 미래에 대한 불확실성 또한 암환자들에게 큰 심리적 스트레스를 준다. 암의 재발 가능성, 치료의 성공 여부, 생존율 등과 같은 문제들은 환자들에게 지속적인 불안을 유발할 수 있다. 이러한 불확실성은 환자들이 미래를 계획하거나 희망을 가지기 어렵게 만들며, 이는 우울증으로 이어질 수 있다.

신체적 고통 역시 불안과 우울증을 악화시키는 주요 요인이다. 암 통증은 환자들에게 큰 부담이 되며, 지속적인 통증은 정서적 스트레스를 가중시킬 수 있다. 통증이 제대로 관리되지 않으면, 환자들은 절망감과 무기력감을 초래하여 우울증을 유발할 수 있다. 또한 암치료 과정에서의 통증은 환자들이 일상생활을 정상적으로 수행하는 것을 어렵게 만들며, 이는 사회적 고립과 정서적 고통을 초래하게도 한다. 이러한 정서적 고통은 환자들의 치료 참여도와 회복 과정에도 부정적인 영향을 미쳐, 치료 의지를 약화시키고 치료 효과를 감소시킬 수 있다. 또한 정서적 문제는 신체적 회복 속도를 늦추고, 면역 기능을 약화시켜 감염 위험을 높일 수 있다. 따라서 암환자들의 불안과 우울증을 효과적으로 관리하는 것은 환자의 전반적인 치료 결과를 개선하는 데 중요한 요소로 작용한다고 할 수 있다.

그렇다면 이러한 증상들에 대응하여 통합의학 서비스에서 제공하는 치료법은 어떤 것이 있으며, 이러한 치료법이 어떻게 환자들의 일상생활에 긍정적인 영향을 미치고, 전통적인 암치료법과 조화를 이루어 나가는지에 대해 알아보자. 예를 들어, 침치료와 요가는 신체의 긴장을 완화하고 에너지 흐름을 개선하여 통증을 줄이고 피로를 감소시키는 데 효과적이다. 마사지와 아로마테라피는 근육의 긴장을 풀어주고 정신적 안정을 도모함으로써 환자가 더 편안한 상태로 치료를 받을 수 있도록 돕는다. 심상안내와 최면은 심리적인 방법을 통해 환자의 스트레스와 불안을 관리하는 데 사용되고, 한약은 체력 증진과 함께 신체의 자연 치유력을 강화한다.

　이 장을 통해 독자들에게 이러한 치료법들이 실제로 어떻게 적용되며, 그 효과가 어떻게 나타나는지 메모리얼 슬론 케터링 암센터의 구체적인 근거를 제시하여 이해를 돕고자 한다. 메모리얼 슬론 케터링에서는 암환자의 복잡하고 다양한 양상에 대응하여 일반적인 의학적 치료와 함께 다음과 같은 통합치료를 제공하고 있다.

암환자의 통증과
피로 완화를 위한 침치료

메모리얼 슬론 케터링 암센터에서 침치료는 암환자들의 다양한 증상을 관리하는 데 널리 활용되는 통합치료법 중 하나이다. 침은 신체의 특정 지점인 경락이나 경혈에 삽입하여 신경을 자극하는 방식으로 이루어진다. 이 과정에서 척수와 뇌에서 자연적으로 생성되는 엔도르핀 같은 호르몬이 방출되어 통증을 완화하는 데 중요한 역할을 한다.[*] 또한 세로토닌 방출을 촉진하여 안정감을 높이고, 통증을 억제하여 수면의 질을 개선하는 데에도 도움을 준다. 이러한 원리로 침치료는 암으로 인한 통증이나 피로뿐만 아니라, 수면 문제, 메스꺼움, 구토, 안면홍조,

---

[*] Lee EJ, Warden S. The effects of acupuncture on serotonin metabolism. Eur J Integr Med. 2016;8(4):355-367.

구강건조증 등 암치료 시 발생할 수 있는 여러 증상을 완화시키는 데 큰 도움을 준다. 각 증상에 대한 자세한 내용은 다음과 같다.

통증 관리

침치료는 수술 후 통증부터 화학요법으로 인한 통증, 그리고 만성적인 통증 관리에 이르기까지 암치료의 여러 단계에서 유용하게 적용된다. 그 때문에 미국 종합암네트워크(NCCN)와 같은 전문 기관에서도 암 통증 관리에 침치료를 포함할 것을 권장하고 있다[*]. 통증의 정도에 따라 침치료만으로도 충분할 수 있고, 때로는 진통제와 함께 사용되기도 하는데, 특히 노약자나 어린이같이 마약성 진통제를 사용하기 어려운 경우에 침치료는 훌륭한 대안이 될 수 있다.

암환자의 30~40%는 암 또는 그 치료와 관련된 만성 통증을 경험하는데, 통증 관리에 마약성 진통제를 남용할 경우, 심각한 중독이나 내성 발달, 신장 손상, 위장 출혈과 같은 심각한 부작용의 위험이 있다. 또한 최근 마약성 진통제의 남용으로 인해 약물에 대한 접근이 더욱 제한되었고, 환자들은 중독에 대한 우려로 사용을 주저한다. 한 언론 인터뷰에서 메모리얼 슬론 케터링 암센터의 통합의학 서비스 센터장인 준 마오(Jun Mao) 박사는 "암환자들은 누구나 통증을 참아야 할지, 아니

---

[*] Swarm RA, Paice JA, Anghelescu DL, et al. Adult Cancer Pain, Version 3.2019, NCCN Clinical Practice Guidelines in Oncology. J Natl Compr Canc Netw. 2019;17(8):977–1007.

면 통증을 개선할 수는 있지만 신장 손상과 위장 출혈을 증가시킬 수 있는 약물을 사용해야 할지를 고민합니다"라고 말했다. 그렇기 때문에 메모리얼 슬론 케터링 암센터에서는 침치료와 같은 보완적 접근법을 지속적으로 시도하고 있다. 또한 통합의학 서비스 부서의 수석 침술사인 매튜 와이츠만은 "대부분의 환자들이 진통제를 사용하려고 하지만, 장기간에 걸친 사용에 대한 위험성을 인식하고 있습니다"라고 하였으며, "이러한 상황에서 만약 환자들이 만성 통증을 다루는 방법을 찾을 수 있다면, 그들은 그것에 대해 매우 열정적일 것"이라고 언급하였다. 그리고 통합암학회(SIO)의 전 회장이었던 헤더 그린리(Heather Greenlee) 박사는 침치료의 안전성에 대한 질문에 "침치료가 환자가 받는 암치료를 방해하는 것에 대해서는 걱정할 필요가 없습니다"라고 하였다.

2021년 360명의 환자를 대상으로 진행된 연구는 침치료가 암 관련 통증 관리에 매우 효과적이라는 점을 보여준다[*]. 이 연구에서는 침치료가 통증과 함께 환자의 활동성을 개선할 뿐만 아니라, 진통제 사용량을 줄이는 데에도 도움이 되었다는 사실을 밝혔다. 더욱이 10회의 치료 후에도 4개월 동안이나 효과가 지속되었으며, 이를 바탕으로 준 마오 박사는 "많은 약물 치료법과 달리 침치료는 지속적인 이점을 제공할 수 있으며, 진통제 사용을 꺼리는 환자들에게 침치료는 통증 관리를 위

---

[*] Mao JJ, Liou KT, Baser RE, et al. Effectiveness of Electroacupuncture or Auricular Acupuncture vs Usual Care for Chronic Musculoskeletal Pain Among Cancer Survivors: The PEACE Randomized Clinical Trial. JAMA Oncol. 2021;7(5):720-727.

한 첫 번째 치료 옵션으로 고려될 수도 있습니다"라고 의견을 밝혔다. 이와 같은 연구 결과는 약물에 대한 의존도를 낮추면서도 효과적인 통증 관리를 원하는 암환자들에게 침치료가 강력한 대안이 될 수 있음을 보여준다.

이러한 맥락에서 2022년 국제 통합암학회(SIO)와 미국 임상종양학회(ASCO)는 침치료의 중요성을 인식하고 암 통증 관리에 침치료를 사용하는 것을 적극적으로 권장하고 있다[*]. 특히 일부 여성들이 유방암치료를 위해 사용하는 약물인 아로마타제 억제제와 관련된 관절통을 관리하기 위한 방법으로 침치료를 권장한다. 이 약물을 복용하는 여성 중 절반 가까이가 관절통을 경험하고, 이로 인해 약물 치료를 제대로 이어가지 못하는 경우가 많은데, 침치료는 이러한 통증을 관리하는 데 도움이 될 수 있으며, 다양한 연구를 통해 그 효과가 입증되었다. 또한 전기침이나 귀에 놓는 이침(耳針)을 통해서도 암 관련 통증을 줄일 수 있다고 하는데, 효과 또한 6개월이나 지속되었다. 이러한 권장 사항은 침치료가 암환자들의 통증 완화와 삶의 질 향상에 기여할 수 있다는 강력한 증거로, 침치료의 통합적인 활용을 더욱 장려하는 취지이다.

하지만 일각에서는 여전히 침치료에 대한 우려의 목소리도 있다. 침

---

[*] Mao JJ, Greenlee H, Bao T, Ismaila N, Bruera E. Integrative Medicine for Pain Management in Oncology: Society for Integrative Oncology-ASCO Guideline Summary and Q&A. JCO Oncol Pract. 2023;19(1):45-48.

치료에 비판적인 사람들은 침치료가 통증을 완화하는 생물학적 메커니즘을 이에 관한 연구가 제대로 밝혀내지 못했다는 사실을 지적한다. 2017년 국립암연구소(NCI)에서 주최한 회의에서 나온 전문가 보고서에 따르면, "침치료는 동물과 인간 실험에서 중추적이고 주변적으로 다양한 생리학적 효과를 만들어낸다"라고 하였다. 그러나 보고서는 "이러한 메커니즘들과 임상시험에서 관찰된 침치료의 반응 간의 관계를 이해하는 데 여전히 상당한 과학적 격차가 남아 있다"라고 결론지었다. 그렇기 때문에 많은 전문가들과 의료 기관들이 침치료의 통증 완화 효과를 밝히기 위한 연구에 집중하고 있다.

암성 피로

침치료는 암성 피로의 개선에도 효과적이다. 암성 피로의 주요 원인 중 하나는 염증 반응인데, 특히 유방암 생존자들 사이에서 염증을 일으키는 물질들의 불균형이 많이 생긴다. 또 다른 원인은 신경계와 호르몬 시스템의 변화로, 이들 역시 염증 활동과 밀접하게 연결되어 있다. 이러한 염증 과정은 피로감을 유발하고 악화시킬 수 있다. 침치료는 이러한 염증 반응을 줄이고, 신경계와 호르몬 균형을 조절하여 피로를 줄이는 데 도움을 준다. 또한 침치료는 신체 에너지의 흐름을 조절하고 활성시킴으로써, 환자들이 느끼는 만성적인 피로감을 감소시킬 수 있다. 이는 암치료 과정에서 흔히 겪는 신체적·정서적 스트레스를 완화하는 데 기여하여, 환자가 일상 활동을 더 활기차게 수행할 수 있게 돕는다. 여러 연구들에서 이러한 침치료의 효과를 증명하고 있다.

　유방암 환자 302명을 대상으로 한 연구에서는 6주 동안의 침치료가 일반적인 피로뿐만 아니라 신체적·정신적 피로를 크게 개선한 것으로 나타났다[*]. 준 마오 박사가 진행한 또 다른 연구에서는 폐경 후 유방암 생존자 67명을 대상으로 한 전기침치료가 피로, 불안, 우울증을 줄이는 데 효과적이었다고 보고하고 있다[**]. 또한 2018년에 발표된 1,327명의 환자를 대상으로 한 10개의 연구를 분석한 결과, 침치료가 암성 피로를 줄이는 데 효과적이라는 결론을 도출하기도 했다. 특히 유방암치료 중인 환자들에게 침치료가 유용하다는 실증을 보여주기도 하였다[***].

　이렇듯 암성 피로에 대한 침치료의 효과는 여러 연구에서 확인되고 있다. 이를 바탕으로, 2022년 국제 통합암학회(SIO)와 미국 임상종양학회(ASCO)에서 발표한 가이드라인에서는 "침치료가 유방암 환자들의 치료 후 피로를 줄이는 데 도움이 될 수 있다"라고 명시하고 있다. 이는 침치료가 암치료 과정에서 점점 더 많이 사용되고 있음을 보여준다. 암성 피로는 암치료 후에도 오랫동안 지속될 수 있는 고통스러운 증상이

---

[*] Molassiotis A, Bardy J, Finnegan-John J, et al. Acupuncture for cancer-related fatigue in patients with breast cancer: a pragmatic randomized controlled trial. J Clin Oncol. 2012;30(36):4470-4476.

[**] Mao JJ, Farrar JT, Bruner D, et al. Electroacupuncture for fatigue, sleep, and psychological distress in breast cancer patients with aromatase inhibitor-related arthralgia: a randomized trial. Cancer. 2014;120(23):3744-3751.

[***] Zhang Y, Lin L, Li H, Hu Y, Tian L. Effects of acupuncture on cancer-related fatigue: a meta-analysis. Support Care Cancer. 2018;26(2):415-425.

다. 많은 연구 결과는 침치료가 암성 피로를 관리하는 데 유용한 방법임을 보여주고 있다. 환자들은 침치료를 통해 에너지가 회복되고 스트레스가 줄어드는 것을 느낀다고 증언한다. 따라서 암환자들은 자격을 갖춘 전문가의 도움을 받아 침치료를 받는 것을 고려해볼 필요가 있다.

불면증 관리

침치료는 암환자들의 불면증을 개선하는 데에도 효과적인 방법이다. 침치료가 불면증을 완화하는 정확한 메커니즘은 아직 완전히 밝혀지지 않았지만, 여러 연구에서 다양한 생리적 효과를 통해 불면증을 개선할 수 있음을 보여주고 있다. 침치료는 신체의 특정 지점을 자극하여 뇌와 신경계의 기능을 조절하고, 이는 수면의 질을 높이는 데 도움을 준다. 또한 침치료는 신경계와 호르몬 시스템의 균형을 맞추어 스트레스를 줄이고, 전반적인 신체 기능을 개선하는 데 기여한다.

여러 연구에서 침치료가 암성 불면증을 개선하는 데 효과적임을 보여주고 있다. 유방암 생존자 58명을 대상으로 한 연구에서는 전기침치료가 수면의 질을 더 효과적으로 개선했다고 보고되었다[*]. 8주간의 치료 후, 침치료를 받은 그룹은 수면의 질, 잠드는 시간, 수면 지속 시간,

---

[*] Garland SN, Xie SX, Li Q, Seluzicki C, Basal C, Mao JJ. Comparative effectiveness of electro-acupuncture versus gabapentin for sleep disturbances in breast cancer survivors with hot flashes: a randomized trial. Menopause. 2017;24(5):517-523.

수면의 효율성 등 여러 수면 지표에서 유의미한 개선을 보였다. 이 연구에서는 침치료가 수면의 질을 높이고 불면증을 줄이는 데 도움을 주는 것으로 나타났다. 또한 암 생존자 160명을 대상으로 한 다른 연구에서는 침치료와 인지행동치료를 비교하였다. 이 연구에서는 인지행동치료가 침치료보다 더 효과적이었지만, 두 치료 모두 불면증의 심각도를 의미 있게 줄였고, 이러한 효과는 20주 후에도 유지되었다. 특히 침치료는 통증 완화에서 더 큰 효과를 보였으며, 피로와 기분, 삶의 질 개선에서도 비슷한 효과를 나타냈다[*].

2021년까지 발표된 여러 연구를 종합한 분석에서도 침치료가 암 관련 불면증을 효과적으로 개선할 수 있음을 확인하였다. 특히 유방암 환자들을 대상으로 한 연구에서 침치료는 수면의 질을 유의미하게 개선하였으며, 이는 수면 관리를 받지 않는 다른 환자들과 비교했을 때 더욱 두드러졌다[**]. 이러한 연구 결과는 침치료가 암성 불면증 관리에 중요한 역할을 할 수 있음을 시사한다.

이렇듯 암성 불면증에 대한 침치료의 효과는 여러 연구에서 확인되었다. 이러한 과학적 근거를 바탕으로, 메모리얼 슬론 케터링 암센터의 통합의학 서비스에서는 불면증을 겪는 암환자들에게 침치료를 적극적으로 권장하고 있다. 침치료는 암환자들의 불면증을 관리하고, 전반적

---

[*] Garland SN, Xie SX, DuHamel K, et al. Acupuncture Versus Cognitive Behavioral Therapy for Insomnia in Cancer Survivors: A Randomized Clinical Trial. J Natl Cancer Inst. 2019;111(12):1323-1331.

[**] Zhang J, Zhang Z, Huang S, et al. Acupuncture for cancer-related insomnia: A systematic review and meta-analysis. Phytomedicine. 2022;102:154160.

인 삶의 질을 향상시키는 데 유용한 방법으로 고려될 수 있다. 암환자들은 자격을 갖춘 전문가의 도움을 받아 침치료를 통해 불면증을 효과적으로 관리할 수 있을 것이다.

기타 증상 관리

침치료는 특정 치료로 인해 발생하는 몇 가지 증상들을 개선하는 데 효과적이다. 예를 들어, 침치료는 항암치료로 인한 메스꺼움과 구토를 줄이는 데 도움이 된다. 항암치료 중 메스꺼움과 구토는 환자들이 가장 많이 겪는 부작용 중 하나로, 침치료를 통해 이러한 증상을 완화할 수 있다는 연구 결과가 있다. 이는 환자들의 전반적인 치료 경험을 개선하는 데 기여할 수 있다[*]. 또한 호르몬 치료와 관련된 열감(홍조)을 줄이는 데도 침치료가 효과적이다. 호르몬 치료를 받는 많은 환자들이 열감으로 인해 불편함을 겪고 있으며, 침치료를 통해 이러한 증상을 완화할 수 있다는 연구들이 있다[**]. 특히 침치료는 갱년기 여성의 안면홍조를 완화하는 데도 효과적이며, 특정 유전적 특성을 가진 사람들에게 더욱 두드러진 효과를 보인다고 알려져 있다. 방사선치료로 인한 구강건

---

[*] Rithirangsriroj K, Manchana T, Akkayagorn L. Efficacy of acupuncture in prevention of delayed chemotherapy induced nausea and vomiting in gynecologic cancer patients. Gynecol Oncol. 2015;136(1):82–86.

[**] Mao JJ, Bowman MA, Xie SX, Bruner D, DeMichele A, Farrar JT. Electroacupuncture Versus Gabapentin for Hot Flashes Among Breast Cancer Survivors: A Randomized Placebo-Controlled Trial. J Clin Oncol. 2015;33(31):3615–3620.

조증 역시 침치료로 개선될 수 있다. 방사선치료는 구강 내 침샘을 손상시켜 구강건조증을 유발할 수 있는데, 이는 환자들에게 큰 불편을 초래한다. 침치료는 특정 경혈을 자극함으로써 침샘 활동을 증가시키고 침 분비를 개선하여 구강건조증을 줄이는 데 효과적이다*.

그러나 일부 증상에 대해서는 침치료의 효과가 명확하지 않다. 예를 들어, 림프부종(림프액이 순환하지 못해 붓는 증상)과 수술 후 장폐색(장운동이 멈추는 증상)에 대한 침치료의 효과는 아직 충분히 입증되지 않고 있다. 림프부종에 대한 침치료의 효과를 조사한 연구들은 일관되지 않은 결과를 보여주고 있다. 일부 연구에서는 긍정적인 결과를 보고했지만, 다른 연구에서는 침치료가 림프부종을 개선하는 데 효과가 없다는 결론을 내렸다. 마찬가지로, 수술 후 장폐색에 대한 침치료의 효과도 혼재된 결과를 보이고 있다. 일부 연구에서는 침치료가 장폐색 증상을 줄이는 데 도움을 준다고 보고하였지만, 다른 연구에서는 유의미할 정도로 개선 효과가 나타나지 않는다고 보고하였다.

따라서 메모리얼 슬론 케터링 암센터에서는 암환자들이 침치료를 고려할 때 암환자를 다룬 경험이 있거나 관련 훈련을 받은 자격증을 가진 전문가나 주 면허를 소지한 전문가를 찾을 것을 권장한다. 일부 종양 전문의는 침술 자격증도 보유하고 있으므로, 이들 전문가와 상담하는 것도 좋은 방법이라 소개하고 있다.

---

* Garcia MK, Meng Z, Rosenthal DI, et al. Effect of True and Sham Acupuncture on Radiation-Induced Xerostomia Among Patients With Head and Neck Cancer: A Randomized Clinical Trial. JAMA Netw Open. 2019;2(12):e1916910.

암환자의 심신을 안정시키는 마사지치료

마사지는 오랜 역사를 지닌 치료 기술로, 신체의 근육과 연조직을 조작하여 혈액순환을 증진시키고 이완을 도모하며, 중요한 정서적·심리적 이점을 제공한다. 스웨덴식 마사지, 반사요법, 레이키, 신경근 치료, 근막 이완술, 추나 그리고 림프 마사지와 같은 다양한 형태로 실시되며, 이러한 마사지 기법들은 통증, 피로, 불안, 우울증과 같은 증상을 완화하는 데 효과적이다.

마사지는 암치료로 인해 발생할 수 있는 심리적 스트레스를 완화하고, 수면의 질을 향상시키며 환자들의 전반적인 웰빙을 증진시키는 데 중요한 역할을 한다. 임상 연구에 따르면 마사지는 스트레스, 불안, 우울증, 메스꺼움, 통증 및 불면증을 줄이는 데 도움을 주며, 수술이나 기타 절차적 개입을 받는 환자들의 통증과 기분을 개선하고, 통증 관련 약물 사용을 감소시키는 효과가 있다.

종양학 가이드라인에서는 이러한 마사지치료를 우울증 및 기분 장애에 대한 관리의 일부로 권장되며 암 통증, 피로 관리 및 완화 치료 중에도 유용하다고 보고하고 있다[*]. 나아가 국제 통합암학회와 미국 임상 종양학회의 최신 지침은 진행성 암을 앓는 환자들에게 단기간의 통증 완화 및 증상 대처 능력 향상을 위해 마사지를 권장하고 있다[**].

이러한 권장 사항은 마사지가 임상적으로 인정받는 통합치료법임을 강조하며, 암환자들에게 실질적인 이점을 제공한다. 이렇게 다양한 형태로 제공되는 마사지치료는 암환자들이 겪는 신체적·정서적 문제를 효과적으로 관리하고 극복할 수 있도록 지원하여, 치료 과정을 보다 잘 견디고 삶의 질을 높이는 데 크게 기여한다.

불안 및 우울증 완화

마사지치료는 암환자들의 불안과 우울증을 줄이는 데 효과적인 방법으로 잘 알려져 있다. 암치료 과정에서 많은 환자들이 불안과 우울증을 경험하게 되는데, 이는 치료의 부작용, 미래에 대한 불확실성, 신체적 고통 등 다양한 요인들에 의해 유발된다. 이러한 정서적 고통은 환자들의 삶의 질을 크게 저하시킬 수 있다. 여러 연구에 따르면, 마사지

---

[*] National Comprehensive Cancer Network. NCCN Guidelines: Supportive Care.

[**] Mao JJ, Ismaila N, Bao T, et al. Integrative Medicine for Pain Management in Oncology: Society for Integrative Oncology—ASCO Guideline. J Clin Oncol. Sep 19 2022:Jco2201357.

치료는 신체적 이완과 정신적 안정을 제공하여 불안과 우울증을 완화하는 데 도움을 준다. 마사지치료는 근육의 긴장을 풀어주고, 혈액순환을 촉진시키며, 몸과 마음을 이완시키는 효과가 있다. 이러한 신체적 이완은 자연스럽게 정신적 스트레스를 줄이고 불안과 우울증을 완화시키는 데 기여한다.

메모리얼 슬론 케터링 암센터에서 진행된 연구에 따르면 1,290명의 암환자들을 대상으로 한 마사지치료 결과, 환자들의 불안과 우울증 수치가 약 50% 감소한 것으로 나타났다. 특히 외래 환자들은 입원 환자들에 비해 약 10% 더 큰 개선을 보였으며, 치료 후 48시간 동안 이러한 효과가 지속되었다. 이 연구는 마사지치료가 환자들의 정서적 상태를 개선하고, 불안과 우울증을 유의미하게 줄이는 데 효과적임을 보여준다[*]. 또 다른 연구에서는 유방암 환자들을 대상으로 마사지치료가 어떻게 불안과 우울증을 줄이는지 조사하였다. 이 연구에 따르면 마사지치료를 받은 환자들은 치료 후 불안과 우울증 점수가 유의미하게 낮아졌다. 특히 마사지치료는 환자들이 치료 과정에서 겪는 정서적 고통을 줄이고 전반적인 심리적 안녕감을 향상시키는 데 도움이 되었다[**].

이와 같은 연구 결과들은 마사지치료가 암환자들의 불안과 우울증을 완화하는 데 효과적임을 뒷받침한다. 메모리얼 슬론 케터링 암센터의 통

---

[*] Cassileth BR, Vickers AJ. Massage therapy for symptom control: outcome study at a major cancer center. J Pain Symptom Manage. 2004;28(3):244-249.

[**] Hernandez-Reif M, Ironson G, Field T, et al. Breast cancer patients have improved immune and neuroendocrine functions following massage therapy. J Psychosom Res. 2004;57(1):45-52.

합의학 서비스에서는 이러한 과학적 근거를 바탕으로 암환자들에게 마사지치료를 권장하고 있다. 환자들은 자격을 갖춘 전문가의 도움을 받아 마사지치료를 통해 불안과 우울증을 효과적으로 관리할 수 있다.

마사지치료는 암치료 과정에서 겪는 정서적 고통을 줄이고 전반적인 삶의 질을 향상시키는 데 중요한 역할을 할 수 있다. 암환자들은 이러한 치료를 통해 불안과 우울증을 관리하고 더 나은 치료 경험을 할 수 있을 것이다.

통증 관리

침치료와 마찬가지로 마사지치료도 암환자들의 통증 관리에 중요한 역할을 할 수 있다. 이는 통상적인 통증 치료법을 대체하기보다는 보완적인 수단으로 사용되며 통증을 감소시키거나 필요한 통증 약물의 양을 줄이는 데 도움을 줄 수 있다. 마사지가 통증을 어떻게 조절하는지에 대한 정확한 메커니즘은 아직 완전히 밝혀지지는 않았지만 마사지는 근육과 연조직에 대한 치료적 접촉을 통해 신체의 전반적인 긴장을 완화하고 스트레스를 줄이고, 안정감을 높여주며 엔도르핀의 방출을 촉진시키는 것으로 나타났다.

국제 통합암학회와 미국임상종양학회의 가이드라인에서도 암환자들의 통증 치료에 마사지치료를 권장하고 있는데, 특히 완화치료나 호스피스치료 중 통증을 느끼는 환자에게 마사지를 권장하고 있다. 준 마오 박사는 가이드라인에 대한 질의응답에서 "마사지는 심각한 통증을 겪고 있는 진행성 암환자에게 즉각적인 혜택을 제공할 수 있다"면서 "가능하다면 완화 치료 및 호스피스 환경에서 단기적인 통증 완화를 제공하고 대처 능력을 향상시키기 위해 마사지치료를 도입해야 한다" 라고 답하였다.

메모리얼 슬론 케터링에서도 암환자들의 통증 관리에서 마사지치료의 중요성을 인식하고, 이를 통합적 암치료의 핵심 부분으로 간주한다. 이곳에서는 외래 환자를 위한 마사지치료뿐만 아니라 골수이식 병동과 집중치료실에서의 입원 환자 치료, 그리고 직원들의 웰빙 증진을 위한 임상 영역에서의 치료까지 제공한다. 마사지치료는 수술로 인한 통증에 효과적인 것으로 알려져 있는데, 2023년 실시된 1,000명의 환자가 포함된 메타분석 연구에서는 마사지치료가 수술 기간 동안이나 혈액암을 가진 환자들에게 암 통증을 현저하게 완화시킬 수 있음을 보여주었다[*].

특히 발 반사요법과 손 지압은 암통증 완화에 큰 효과를 보였으며, 마사지의 지속 시간이 10분에서 30분, 프로그램 기간이 1주 이상인 경우, 통증을 현저하게 완화시키는 것으로 나타났다. 또한 3년 동안 1,290명의 암환자를 대상으로 진행된 지금까지 가장 큰 규모로 이루어진 관찰 연구에서는 마사지가 통증뿐만 아니라 스트레스, 불안, 메스꺼

---

[*] Zhang Y, Wang S, Ma X, et al. Massage therapy can effectively relieve cancer pain: A meta-analysis. Medicine (Baltimore). 2023;102(27):e33939.

움, 피로, 우울감을 50% 감소시키는 효과가 있음을 보고했다[*]. 마지막으로 유방암 환자 692명을 대상으로 한 연구에서는 화학요법 중 마사지를 병행한 결과, 환자가 보고한 통증, 피로, 불안, 메스꺼움이 유의하게 감소했으며, 이완 효과도 있다고 결론지었다[**].

이러한 연구 결과들을 바탕으로 메모리얼 슬론 케터링에서는 마사지 및 신체 치료 전문가들에게 암환자들의 통증을 완화하고 전반적인 웰빙을 향상시킬 수 있는 포괄적이면서도 근거에 기반한 접근법을 소개하고 있다. 이 포괄적인 접근법에는 부교감신경 자극, 근막 이완, 압박, 트리거 포인트 및 관절 가동성 향상과 같은 다양한 마사지 기술이 포함되어 있으며, 이러한 기술은 임상 연구를 통해 환자의 편안함을 증진시키고, 통증 수준을 감소시키며, 전반적인 웰빙을 개선하는 데 효과적인 것으로 입증되었다. 이러한 소개를 통해 마사지 및 신체 치료 전문가들이 암환자들에게 약물을 사용하지 않는 다차원적인 접근 방식을 제공할 수 있도록 지원하고, 환자들의 통증 관리와 전반적인 치료 경험을 개선할 수 있도록 격려하고 있다.

---

[*] Cassileth BR, Vickers AJ. Massage therapy for symptom control: outcome study at a major cancer center. J Pain Symptom Manage. 2004;28(3):244-249.

[**] Mao JJ, Wagner KE, Seluzicki CM, et al. Integrating Oncology Massage Into Chemoinfusion Suites: A Program Evaluation. J Oncol Pract. 2017;13(3):e207-e216.

기타 증상 관리

마사지치료는 암환자들이 겪는 다양한 증상을 완화하는 데 도움을 줄 수 있다. 연구에 따르면, 마사지는 항암 화학요법으로 인한 말초신경병증을 예방하는 데 유용할 수 있다. 말초신경병증은 항암치료의 흔한 부작용 중 하나로 손과 발에 통증, 저림, 마비 등을 유발시킬 수 있다. 한 연구에서는 유방암 환자들이 항암제(파클리탁셀)를 투여받는 동안 마사지치료를 병행했을 때 말초신경병증 발생이 유의미하게 감소한 것으로 나타났다[*]. 또한 마사지치료는 신경 합병증을 줄이는 데도 효과적일 수 있다. 일부 연구에서는 골수이식 환자들이 마사지치료를 받았을 때 신경 합병증이 줄어드는 경향을 보였다[**]. 이는 마사지치료가 신경계의 기능을 개선하고, 신경 손상을 예방하는 데 도움을 줄 수 있음을 시사한다.

림프절 절제술 후 통증 감소에도 마사지치료가 효과적일 수 있다. 한 연구에서는 림프절 절제술을 받은 여성들이 마사지를 받았을 때 수술 후 통증이 현저히 줄어들었다고 보고하였다[***]. 그러나 림프부종 예방에 마사지의 효과는 아직 명확하지 않다. 일부 연구에서는 마사지가

---

[*] Izgu N, Metin ZG, Karadas C, et al. Prevention of chemotherapy-induced peripheral neuropathy with classical massage in breast cancer patients receiving paclitaxel: An assessor-blinded randomized controlled trial. Eur J Oncol Nurs. Jun 2019;40:36-43.

[**] Smith MC, Reeder F, Daniel L, et al. Outcomes of touch therapies during bone marrow transplant. Altern Ther Health Med. 2003;9(1):40-49.

[***] Forchuk C, Baruth P, Prendergast M, et al. Postoperative arm massage: a support for women with lymph node dissection. Cancer Nurs. 2004;27(1):25-33.

림프부종을 예방하는 데 도움이 된다고 보고했지만, 다른 연구에서는 유의미한 효과를 보이지 않는다고 보고하고 있다. 작은 규모의 연구에서는 방사선치료를 받은 환자들이 귀밑샘 마사지를 통해 방사선으로 인한 타액선 손상을 줄일 수 있음을 시사하였다[*]. 이 연구에 따르면, 귀밑샘 마사지를 받은 환자들은 타액 분비가 증가하여 방사선치료로 인한 구강건조증이 감소하였다. 그러나 작은 규모의 연구이기에 이 결과를 제대로 확인하기 위해서는 추가 연구가 필요하다. 이러한 초기 연구 결과들은 마사지치료가 암환자들이 겪는 다양한 증상을 완화하는 데 유용할 수 있음을 보여준다. 그렇지만 모든 환자에게 동일한 효과를 기대할 수 없으며, 마사지치료를 고려할 때는 주의가 필요하다. 마사지치료가 특정 증상에 미치는 효과에 대해 더 많은 연구가 필요하며, 환자들은 각자의 증상과 상태에 맞는 치료 계획을 세워야 할 것으로 보인다.

메모리얼 슬론 케터링 암센터의 통합의학 서비스에서는 이러한 과학적 근거를 바탕으로 마사지치료를 제공하며, 암환자들이 보다 나은 삶의 질을 유지할 수 있도록 돕고 있다. 마사지치료는 다양한 증상 관리에 보완적인 역할을 할 수 있으며, 환자들의 전반적인 웰빙을 향상시키는 데 중요한 기여를 할 수 있다. 그러나 환자들은 마사지치료를 받

---

[*] Son SH, Lee CH, Jung JH, et al. The Preventive Effect of Parotid Gland Massage on Salivary Gland Dysfunction During High-Dose Radioactive Iodine Therapy for Differentiated Thyroid Cancer: A Randomized Clinical Trial. Clin Nucl Med. Aug 2019;44(8):625-633.

기 전에 반드시 자격을 갖춘 전문가와 상의하여 자신의 상태에 적합한 치료법인지 확인하는 것이 중요하다. 암환자들은 자격을 갖춘 마사지 치료 전문가의 도움을 받아 다양한 증상을 관리할 수 있으며, 이는 치료 과정에서 겪는 불편함을 줄이고 전반적인 치료 경험을 향상시키는 데 큰 도움이 될 수 있다.

심리적 웰빙을 향상시키는 아로마테라피

아로마테라피는 식물에서 추출한 방향성 오일을 사용하여 후각을 자극함으로써 심리적 웰빙을 향상시키는 치료법이다. 이 방법은 전통적인 전체론적 원칙에 기초하며, 보완치료의 일부로서 인기를 끌고 있으며, 전문적으로 훈련된 간호사나 연관 건강 전문가에 의해 실시된다. 일부 병원에서는 외래 및 입원 환자를 대상으로 아로마테라피 프로그램을 도입하여 급성 치료 개입에 활용하고 있다. 간호사가 제공하는 아로마테라피를 통한 회고적 효과 연구에서 에센셜 오일의 사용이 통증, 불안, 메스꺼움 등 환자가 보고한 다양한 증상의 임상적 개선을 가져왔다는 결과가 나타났다[*]. 대부분의 치료는 코를 통한 흡입을 통해 이루

---

[*] Johnson JR, Rivard RL, Griffin KH, et al. The effectiveness of nurse-delivered aromatherapy in an acute care setting. Complement Ther Med. Apr 2016;25:164–169.

어졌으며, 라벤더나 생강이 가장 자주 사용되었다. 스위트 마조람은 통증 완화에 가장 큰 효과를 보였고, 라벤더와 스위트 마조람은 불안 완화에, 생강은 메스꺼움 완화에 효과적이었다.

아로마테라피는 특히 마사지와 함께 사용될 때 효과가 더 두드러진다. 대규모 다기관 시험에서 아로마테라피 마사지를 받은 암환자들은 단기간에 불안과 우울이 감소하는 효과를 보였다. 이는 인지행동치료와 비슷한 효과를 나타냈으며, 많은 암환자들이 정서적 불편함을 다루는 데 아로마테라피 마사지를 선호했다. 또한 아로마테라피 마사지는 항암 화학요법으로 인한 말초신경병증을 관리하는 데도 유용할 수 있다. 호스피스 환자들은 아로마테라피 마사지를 받은 후 통증과 우울감이 감소하고 수면의 질이 개선되었다는 보고가 있다. 그러나 모든 연구 결과가 일관된 것은 아니다. 예를 들어, 일부 연구에서는 아로마테라피가 방사선치료 중 불안 감소에 효과가 없다는 결과를 보였다. 또한 라벤더 아로마테라피가 수술 후 불안, 우울, 통증 및 수면 개선에 도움이 되지 않았다는 연구도 있다. 이러한 연구 결과들은 아로마테라피의 효과가 항상 일관되지는 않으며 특정 상황과 환자에 따라 다를 수 있음을 시사한다.

아로마테라피는 안전하고 저비용의 비약물적 접근법으로, 수면 부족과 통증, 메스꺼움 및 심리적 불안 등의 증상을 다루는 데 있어 환자의 선호도와 준수도가 높다는 점에서 환자 관리를 향상시킬 수 있는 잠재력을 가지고 있다. 특히 아로마테라피가 마사지와 결합될 때 단기적인 임상 혜택을 제공할 수 있다. 그 때문에 이러한 아로마테라피의 비

용 효과적인 면을 고려하여, 미국 임상종양학회-국제 통합암학회 가이
드라인에서는 불안 치료를 위해 아로마테라피를 권장한다[*]. 이러한 근
거를 바탕으로, 메모리얼 슬론 케터링 암센터의 통합의학 서비스는 아
로마테라피를 통합암치료의 일부로 활용하고 있다. 이는 환자들의 통
증, 불안, 메스꺼움 및 전반적인 웰빙을 향상시키는 데 기여할 수 있다.
환자들은 자격을 갖춘 전문가의 도움을 받아 아로마테라피를 통해 다
양한 증상을 효과적으로 관리하고 있다.

---

[*] Carlson LE, Ismaila N, Addington EL, et al. Integrative Oncology Care of Symptoms of Anxiety
and Depression in Adults With Cancer: Society for Integrative Oncology-ASCO Guideline. J
Clin Oncol. 2023 Aug 15:JCO2300857.

상상의 힘을 활용하는 심상안내

심상안내(Guided Imagery)는 의도적으로 생성한 개인적 정신 이미지, 소리, 냄새 심지어 맛을 재창조함으로써 불안을 완화하고 심신 치유를 촉진하는 기법이다. 이 방법은 깊은 역사적 뿌리를 가진 전통적인 기술로서, 신경심리학적 원칙에 기초하여 보완 치료의 일부로서 인기를 끌고 있다. 개인이 책이나 동영상을 통해 배울 수도 있고, 전문적으로 훈련된 간호사나 연관 전문가와의 대화형 방식을 통해 배울 수도 있다. 심상안내는 다양한 방식으로 연습될 수 있다. 예를 들어, 통증이 없는 상태에서 길을 걷고 있다고 상상하는 동안 주변의 새소리나 발걸음 소리, 신선한 풀냄새, 발에 닿는 바닥의 느낌 등을 모두 상상해볼 수 있다. 이렇게 감각을 모두 활용하면 마음속에 '실제' 사건에 가까운 이미지를 구축할 수 있다. 치료사나 오디오 가이드가 특정 장면을 상상하도록 유도하기도 한다.

전형적인 심상안내 세션에서는 실무자가 조용한 환경에서 호흡 기술, 음악, 점진적 근육 이완을 통해 깊은 이완 상태를 유도한 후 증상을 완화하기 위한 일련의 지시나 제안을 제공한다. 이 기법은 긍정적이고 즐거운 이미지를 상상하게 함으로써 통증으로부터 주의를 돌리고 안락함과 통제감을 제공한다. 통증에 대한 집중을 줄일수록, 통증과 관련된 신경 경로가 약해지는 효과가 있다. 심상안내의 보조적 사용은 다양한 시술을 받는 암환자들의 삶의 질을 향상시키고 불안, 우울증, 스트레스, 피로, 불편함을 줄이는 데 도움을 준다. 수면 장애와 인지 기능 저하를 임상적으로 유의미하게 개선하며 구토와 메스꺼움 같은 증상도 완화할 수 있다. 또한 면역 기능을 개선하고 호흡곤란을 완화하며 신체 이미지를 복원하는 데 도움을 준다. 심상안내는 높은 특성 불안을 가진 소아 환자들에게도 유용하다는 결과가 있다[*].

심상안내는 특히 피로감이 높거나 증상 부담이 큰 환자들에게 접근하기 쉽고 적응하기 쉬운 방법이지만, 치료사와 직접적으로 작업하지 않는 한 정서적으로 불안정한 환자들에게는 권장되지 않는다. 신경심리학 연구에 따르면, 정신 이미지와 인식의 기본 메커니즘이 유사하다는 것이 밝혀졌다. 이는 이미지가 학습, 기억, 행동, 정보 처리에 중요한 역할을 한다는 것을 시사한다[**]. 예를 들어 두려움을 유발하는 이

---

[*] Hoag JA, Karst J, Bingen K, et al. Distracting Through Procedural Pain and Distress Using Virtual Reality and Guided Imagery in Pediatric, Adolescent, and Young Adult Patients: Randomized Controlled Trial. J Med Internet Res. Apr 18 2022;24(4):e30260.

[**] Kubes LF. Imagery for Self-Healing and Integrative Nursing Practice. Am J Nurs. Nov 2015;115(11):36-43; quiz 44.

미지는 스트레스 반응을, 평화롭고 기쁨을 주는 이미지는 이완 반응을 유발한다.

심상안내는 다양한 방식으로 연습될 수 있으며 건강한 세포가 나쁜 세포와 싸우는 것을 상상하거나 평화로운 장면을 상상하는 것이 일반적이다. 이러한 연습은 통증 민감성을 줄이고 뇌가 움직임과 통증 사이에 만든 연결을 끊는 데 도움을 줄 수 있다. 2020년 암환자의 통증 감소 효과를 평가한 연구에서는 심상안내가 유방암 환자의 통증 수준을 크게 감소시키는 것으로 나타났다[*]. 또 다른 연구에서는 심상안내가 심리적 웰빙, 이동성, 불안 감소 및 통증 관리와 증상 개선에 대한 긍정적인 효과가 있었으며[**], 진통제 사용 감소와도 연관이 있는 것으로 나타났다[***]. 심상안내는 신체 스캔 명상, 깊은 호흡, 음악 치료와 함께 사용되기도 하며, 이는 만성 통증을 자연스럽게 완화하는 강력한 방법으로 알려졌다. 이러한 기법은 통증으로부터 뇌를 훈련시키는 데 중요한 역할을 하며, 환자들의 통증 관리와 전반적인 삶의 질 향상에 기여할 수 있다. 메모리얼 슬론 케터링에서는 암환자들을 위한 심상안내 기술을

---

[*] Stoerkel E, Bellanti D, Paat C, et al. Effectiveness of a Self-Care Toolkit for Surgical Breast Cancer Patients in a Military Treatment Facility. J Altern Complement Med. 2018;24(9-10):916-925.

[**] Giacobbi PR Jr, Stabler ME, Stewart J, et al. Guided imagery for arthritis and other rheumatic diseases: a systematic review of randomized controlled trials. Pain Manag Nurs. 2015;16(5):792-803.

[***] Baird CL, Murawski MM, Wu J. Efficacy of guided imagery with relaxation for osteoarthritis symptoms and medication intake. Pain Manag Nurs. Mar 2010;11(1):56-65.

소개하고 스스로 배울 수 있는 무료 영상을 온라인으로 제공하고 있다. 또한 여러 병원, 진료소, 커뮤니티 센터에서도 심리학자, 사회복지사 그리고 보완 건강 전문가들이 영상 안내 수업을 제공하고 있다. 이를 통해 암환자들은 통증 관리와 정신적 웰빙 향상을 위한 새로운 방법을 배울 수 있다.

〈암 환자를 위한 명상 가이드〉

건강을 유지하는 힘을 기르는 저강도 운동

저강도 운동은 편안한 속도로 수행되는 다양한 활동을 포함하며, 이는 암환자들에게 많은 이점을 제공한다. 저강도 운동은 피로, 통증, 기능적 쇠퇴를 감소시키며 낙상 및 부상 위험과 질병 위험도 낮춰준다. 또한 균형, 수면의 질, 기분, 삶의 질을 향상시키고 회복 시간을 단축하는 효과가 있다. 암환자들과 함께 하는 저강도 운동은 적절히 수행될 때 안전하며 운동을 지속하는 데 필요한 동기부여와 지지를 제공한다. 이는 암치료 전문가들이나 같은 목표를 가진 이들과 함께 활동하면 더욱 효과를 거둘 수 있다.

이러한 운동은 심장 질환, 골절 위험을 포함한 다양한 건강 위험을 줄이는 것과도 관련이 있다. 대규모 코호트 연구에 따르면, 정기적인 신체활동 특히 가벼운 강도의 활동은 심장 질환, 사망률 및 골절, 특히 엉덩

이 골절의 위험을 줄이는 것으로 나타났다. 또한, 하루에 4,400보만 걸어도 사망률이 낮아지는 것으로 나타났으며, 운동의 강도와는 명확한 관련이 없었다. 다른 역학 연구에서도 전체 1일 걸음 수를 조정한 후 더 높은 걸음 강도가 사망률 감소와 크게 연관되지 않았음을 나타냈다[*]. 이는 저강도의 운동만으로도 사망률을 낮추는 데 도움이 된다는 것은 시사한다.

기능이 저하된 노인들에게 저강도 운동은 낙상 위험을 줄이는 데 도움을 줄 수 있으며, 대규모 연구에서는 걷기가 무릎 관절염이 있는 사람들에게 통증을 줄이고 예방하는 데 효과적임을 보여주었다[**]. 또한 요가나 태극권 같은 운동은 수면을 개선하고 염증과 통증을 줄이는 데 유용한 것으로 나타났다. 이러한 운동은 임상시험에서 특히 유방암 생존자들의 불면증을 치료하는 데 효과적임이 입증되었다. 화학요법을 받는 환자를 대상으로 한 연구에서는 걷기와 저항 훈련이 불안과 기분을 개선하는 데 도움이 되는 것으로 나타났다. 특히 초기 증상이 더 심한 환자들에게서 효과가 두드러졌다[***]. 저강도 활동은 피로, 심폐 기능, 신체 기능을 개선하고 기능적 쇠퇴를 늦추는 데 도움이 된다. 이는 또한 메스꺼움, 통증 및 업무 복귀 시간 단축에도 긍정적인 영향을 미

---

[*] Lee IM, Shiroma EJ, Kamada M, et al. Association of Step Volume and Intensity With All-Cause Mortality in Older Women. JAMA Intern Med. May 29 2019;179(8):1105-1112.

[**] Lo GH, Vinod S, Richard MJ, et al. Association Between Walking for Exercise and Symptomatic and Structural Progression in Individuals with Knee Osteoarthritis: Data from the Osteoarthritis Initiative Cohort. Arthritis Rheumatol. 2022 Oct;74(10):1660-1667.

[***] Loh KP, Kleckner IR, Lin PJ, et al. Effects of a Home-based Exercise Program on Anxiety and Mood Disturbances in Older Adults with Cancer Receiving Chemotherapy. J Am Geriatr Soc. May 2019;67(5):1005-1011.

치며, 미국 암협회가 권장하는 주 150분의 중등도 활동과 주 2회의 저항 훈련에 도달하는 데 중요한 역할을 한다[*].

　그러나 '고위험 환자를 어떻게 도달하고 참여시킬 것인가'에 대한 연구가 더 필요하다. 한 연구에서는 유방암 생존자를 대상으로 한 '마음챙김 걷기'와 '보통 걷기' 프로그램이 각각 다른 내적 자원을 활성화한다는 것을 발견했다. '마음챙김 걷기'는 자각과 자기 돌봄 접근을 장려했으며, '보통 걷기'는 자기 효능감과 자립을 강화했다[**]. 문화적 춤 프로그램은 하와이 원주민의 고혈압 관리에서 교육만으로는 얻기 어려운 더 큰 위험 감소와 높은 참여율을 보였다. 연습, 인내, 즐거운 활동 선택 등이 환자들의 운동 지속에 도움을 주었다. 특히 암환자들은 자신이 할 수 있는 것과 피해야 할 것에 대한 지침을 제공받고 신체 활동을 유지하거나 개선할 수 있도록 적절한 전문가의 도움을 받는 것이 중요하다. 환자들은 자신의 신체에 대한 인식을 키우고 자신의 한계를 존중하며, 암 피트니스 전문가들과 함께 운동함으로써 안전하게 신체 활동을 유지할 수 있다.

〈암 환자를 위한 운동 영상〉

---

[*] Rock CL, Thomson C, Gansler T, et al. American Cancer Society guideline for diet and physical activity for cancer prevention. CA Cancer J Clin. Jul 2020;70(4):245–271.

[**] Schröder ML, Stöckigt B, Binting S, et al. Feasibility and Possible Effects of Mindful Walking and Moderate Walking in Breast Cancer Survivors: A Randomized Controlled Pilot Study With a Nested Qualitative Study Part. Integr Cancer Ther. Jan–Dec 2022;21:15347354211066067.

즐거운 마음을 이끌어내는 음악치료

메모리얼 슬론 케터링 암센터에서 제공하는 음악치료는 암환자들이 겪는 통증 관리에 중요한 역할을 한다. 음악치료는 신체적·정서적·사회적, 그리고 영적 요구를 충족시키기 위해 음악을 임상적으로 활용하는 치료 방법으로, 환자가 겪는 고립감을 줄이고 한정된 소통의 벽을 허물고 새로운 미적·신체적·관계적 경험을 할 수 있는 기회를 제공한다. 음악치료는 1940년대에 공식적인 학문 분야로 등장했으며, 그 효과를 높이는 방법들이 점차 명확해지면서 발전해왔다. 현재 미국 내에서만 약 8,000명의 훈련된 음악치료사가 임상 환경에서 활동하고 있으며, 전세계적으로는 수만 명의 음악치료사가 있다.

메모리얼 슬론 케터링에서는 환자 중심의 접근 방식을 채택하여 환자 개인의 배경, 경험, 전통 그리고 소중히 여기는 노래나 흥미로운 소리를 활용해 음악치료사의 지도하에 음악을 수동적으로 또는 적극적으로 듣거나, 직접 연주하거나 작곡하는 활동에 참여하는 방식으로 음악치료를 진행한다. 이는 환자의 뇌 보상 회로를 활성화시켜 활력이 필요한 사람에게 활기를 주고 즐거운 감각과 자서전적 기억을 불러일으키며, 불안함과 우울한 기분을 진정시키고 통증에 대한 인식을 분산시켜 통증을 낮출 수 있다. 임상 환경에서 음악치료를 적절히 활용하면 수술 전 불안, 통증, 스트레스를 줄이고*, 마약성 진통제와 진정제의 필요성을 낮출 수 있다는 연구 결과가 보고되고 있다**.

  메모리얼 슬론 케터링에서의 통합의학 서비스는 '재택 통합의학 프로그램(Integrative Medicine at Home)'이라는 온라인 프로그램을 통해 음악치료 양식을 제공한다. 이 프로그램은 전 세계 암환자들의 회복과 웰빙을 지원하도록 설계되었다. 대부분의 주요 병원과 국립암연구소(NCI) 지정

〈음악이 뇌에 미치는 영향〉

〈재택 통합의학 프로그램〉

---

* Deng C, Xie Y, Liu Y, et al. Aromatherapy Plus Music Therapy Improve Pain Intensity and Anxiety Scores in Patients With Breast Cancer During Perioperative Periods: A Randomized Controlled Trial. Clin Breast Cancer. Feb 2022;22(2):115–120.

** Bates D, Bolwell B, Majhail NS, et al. Music Therapy for Symptom Management After Autologous Stem Cell Transplantation: Results From a Randomized Study. Biol Blood Marrow Transplant. Sep 2017;23(9):1567–1572.

암센터에서도 임상, 중환자, 호스피스 환경에서 증상 관리를 위한 근거기반 기술을 사용하는 음악치료사들을 포함한 지지적 치료 프로그램의 일부로 음악치료를 제공한다. 이러한 접근은 암환자들에게 통증 관리를 위한 효과적인 지원을 제공한다.

치료법	주요 효과	임상 활용 사례	주의사항
침치료 (Acupuncture)	통증, 피로, 불면, 메스꺼움, 구강건조증 완화	유방암 관절통, 암성 피로, 불면증 개선 / 전기침, 이침 등 다양하게 활용	자격 있는 전문가 필요, 일부 증상(림프부종 등) 효과 미확정
마사지치료 (Massage Therapy)	스트레스, 불안, 우울, 통증, 말초신경병증 개선	외래 및 입원환자 대상 사용, 완화치료·호스피스에도 적용 / 혈액암·유방암 대상 유효	림프부종 예방 효과는 불확실 / 자격자에 의한 실시 권장
아로마테라피 (Aromatherapy)	불안, 통증, 메스꺼움 완화 및 수면 향상	라벤더·생강·스위트 마조람 등 오일 사용 / 마사지 병행 시 효과 증가	효과 개인차 존재 / 방사선 중 불안 개선 효과는 제한적
심상안내 (Guided Imagery)	불안, 통증, 스트레스, 수면장애 및 면역 기능 향상	뇌 이미지 재훈련 통해 통증 민감도 낮춤 / 통증, 불안, 우울, 피로 개선	정서 불안정 환자에게는 단독 사용 권장되지 않음
저강도 운동 (Low-Intensity Exercise)	피로, 통증, 불면, 기분, 삶의 질 향상	요가, 걷기, 태극권 / 유방암 환자 불면 및 피로 개선에 효과적	무리한 운동 피해야 함 / 암 피트니스 전문가 지도 필요
음악치료 (Music Therapy)	통증 완화, 불안/우울 감소, 활력 회복	수동 청취·작곡·연주 등 참여 방식 다양	기호·문화에 따라 선호도 차이 있음 / 적절한 치료사 연결 필요

〈MSKCC 주요 통합암치료 요약〉

암환자를 위한 한약 사용 지침서, '어바웃 허브'

　메모리얼 슬론 케터링 암센터는 한약과 건강보조식품에 대한 정확하고 신뢰할 수 있는 정보를 제공하기 위해 '어바웃 허브(About Herbs, 허브에 관하여)'라는 데이터베이스를 운영하고 있다. 이 데이터베이스는 효능, 부작용, 과학적 근거를 포함한 한약재와 건강보조식품에 대한 정보를 일반인과 의료 전문가가 쉽게 접근할 수 있도록 과학적인 증거에 기반한 정보를 제공하고 있다. 또한 지속적인 업데이트를 통해 최신 정보를 제공함으로써, 한약과 건강보조식품의 안전하고 효과적인 사용을 지원하고, 의료 전문가들이 환자의 통합치료 계획에 적절히 포함시킬 수 있도록 돕는다. 이러한 정보 제공은 암환자들이 보다 나은 건강 결과를 얻을 수 있도록 하는 데 중요한 역할을 하고 있다.

　한약재와 건강보조식품은 통합의학의 한 부분으로서 중요한 역할을 한다. 특히 암치료와 관련된 다양한 증상 관리에 크게 기여하고 있다. 그렇기 때문에 이곳에서는 개별 환자의 체질과 특성, 증상에 맞게 천연 식물성 재료로 구성된 한약과 건강보조식품을 사용한다. 이러한 맞춤형 접근 방식은 암과 관련된 치료 과정에서 발생할 수 있는 부작용들을 경감하는 데 효과적이다. 여기에서는 메모리얼 슬론 케터링에서 제공하는 정보를 기반으로 암 관련 치료에 효과적이라고 알려진 몇 가지 한약들을 소개하고자 한다.

〈어바웃 허브〉

운지(雲芝)

운지버섯은 전통적으로 동아시아에서 강장제로 사용되어온 약용 버섯이다. 나무껍질 위에 부채 모양으로 자라며, 칠면조 꼬리를 닮아 '터키 테일(Turkey Tail)'이라는 별명을 가지고 있다. 면역 조절 효과와 항암 보조제로서의 잠재력이 높아, 메모리얼 슬론 케터링 암센터에서도 암 환자의 면역력 강화를 위해 가장 많이 처방되는 한약 중 하나이다.

운지버섯의 핵심 성분은 다당류로, 특히 PSK(Polysaccharide-K)와 PSP(Polysaccharopeptide)가 대표적이다. 일본에서는 PSK가 정식 의약품으로 승인되어 위암·대장암·식도암 등의 보조 치료제로 활용되고 있으며, PSP는 중국에서 면역 조절 효과를 인정받아 연구가 활발히 진행되고 있다. 최근 연구에 따르면, PSP는 항암 화학요법과 병행할 경우 비소세포폐암 환자의 생존율을 높이는 데 기여할 가능성이 있으며, 장내 미생물 균형을 조절하는 프리바이오틱 효과도 보고되었다[*].

운지버섯이 면역치료와 병행할 때 긍정적인 영향을 줄 수 있다는 연구도 있다. 다당류 성분이 세포성 면역 반응을 담당하는 T세포를 활성화하고, 자연살해(Natural Killer, NK)세포의 활성을 증가시켜 암세포를 직접 파괴하며, 면역계를 조절하여 종양의 성장을 억제하는 역할을 하기 때문이다. 실제로 다양한 암을 대상으로 한 연구에서 운지버섯을 보조제로 사용한 환자들이 항암치료 후 생존율이 더 높고, 재발률이 낮아지는 경향이 보고되었다.

운지버섯은 대체로 안전하게 사용될 수 있는 보조제지만, 시중에 판매되는 제품마다 유효 성분의 함량이 일정하지 않다는 점은 주의해야 한다. 또한, PSK와 PSP가 동일한 효과를 가지는지는 아직 명확하게 밝혀지지 않았다. 암치료 보조제로서 운지버섯의 가능성은 계속해서 연구되고 있으며, 면역력을 강화하고 항암치료의 효과를 높이는 자연요법으로 주목받고 있다.

---

[*] Zhong L, Yan P, Lam WC, et al. Coriolus versicolor and Ganoderma lucidum Related Natural Products as an Adjunct Therapy for Cancers: A Systematic Review and Meta-Analysis of Randomized Controlled Trials. Front Pharmacol. 2019;10:703.

당귀(當歸)

당귀는 이름부터 흥미로운 이야기를 간직한 약초이다. "마땅히(當) 돌아오다(歸)"라는 뜻의 이름은 옛날 어부의 아내들이 남편의 무사 귀환을 기원하며 당귀를 품에 넣던 풍습에서 유래했다고 전해진다. 또 다른 전설로는 전쟁터로 떠나는 남편의 주머니에 당귀를 넣어준 것에서 이름이 비롯되었다고도 한다. 이처럼 당귀의 이름은 치유와 회복의 힘을 상징적으로 보여준다. 당귀는 혈관을 확장하고 혈액순환을 개선하는 효과로 '피를 보강하는 약초'라 불리며, 손발이 차거나 빈혈로 고생하는 사람들에게 추천된다. 현대 연구에 따르면, 당귀는 혈관 이완을 통해 체내 산소와 영양소 공급을 돕는 역할을 한다. 전통 한의학에서 월경통과 갱년기 증상을 완화하는 데 사용되며, 오늘날에는 건강보조식품으로도 널리 활용된다.

최근 연구에서 당귀는 항암, 항전이, 세포 자멸사 유도 등의 효과를 보여주었다. 유방암·폐암·간암 등 다양한 암세포주에 대해 당귀 추출물이 세포 성장을 억제하고 암세포의 자멸사를 촉진하는 결과가 관찰되었다. 또한 동물 실험에서는 항암 화학요법과 방사선치료로 인한 부작용을 완화하는 데 긍정적인 효과를 보였다. 예를 들어, 당귀의 다당류 성분은 방사선치료로 유발된 폐렴, 독소루비신(doxorubicin)으로 인한 심독성, 사이클로포스파미드(cyclophosphamide)로 인한 독성으로부터 보호 효과를 나타냈다.

당귀는 또한 유방암 환자에서 방사선치료로 인해 발생하는 피부염을 예방하는 데 도움이 될 수 있다는 연구 결과가 있다. 더불어 유방암 생존자에서 당귀 사용이 자궁내막암의 위험을 줄이는 것과 연관이 있다는 역학적 데이터도 있다. 이러한 점에서 당귀는 암치료 보조제로서 가능성을 보여준다. 그러나 당귀는 에스트로겐 활성을 가진 약재로, 호르몬 민감성 암(특히 에스트로겐 수용체 양성 유방암)에서는 주의가 필요하다. 일부 연구에서는 당귀가 MCF-7 유방암 세포의 증식을 촉진하고 동물 모델에서 에스트로겐 수용체 양성 종양의 성장을 증가시킨다는 결과를 보고했다. 따라서 호르몬에 민감한 암을 가진 환자들은 당귀를 사용하기 전에 반드시 의사와 상담해야 한다.

당귀는 암치료 보조제로서뿐만 아니라 혈액순환 개선, 방사선치료의 부작용 완화, 그리고 여성 건강 개선 등 다양한 건강 문제에 대해 잠재력을 보여준다. 전통적인 약초에서 출발해 현대 과학의 연구를 통해 그 가치를 재조명받고 있는 당귀는 암치료와 건강 증진을 위한 중요한 도구로 계속 발전할 가능성이 크다.

감초(甘草)

감초는 단순한 음식 향신료를 넘어 다채로운 효능과 흥미로운 역사를 품고 있는 약초이다. 한의학에서는 감초가 약재의 독성을 완화하고 다른 성분의 효과를 조화롭게 강화해주는 역할로 '조화의 약초'로 알려져 있다. 아유르베다에서도 감초는 강장제, 진해제, 그리고 점막 보호제로 사용되며, 다양한 건강 문제를 해결하는 데 활용된다. 특히 감초의 주요 성분인 글리시리진(glycyrrhizin)은 그 생물학적 효과를 책임지는 핵심 물질로 꼽힌다.

감초는 소화불량, 갱년기 증상, 기침, 세균 및 바이러스 감염 등의 완화에 도움을 주는 건강보조식품으로 널리 알려져 있다. 연구에 따르면, 감초는 항균, 항바이러스, 항암, 항염증, 간 보호 등의 효과를 가지고 있다. 특히 항암 효과와 관련해서는 독소루비신(화학요법 약물)으로 인한 심독성을 줄이고, 사이클로포스파미드(화학요법 또는 면역억제제로써 사용되는 약물)의 항종양 효과를 높이는 데 기여할 수 있다는 점이 흥미롭다. 이 외에도 소화 불편이나 비알코올성 지방간 질환을 개선하고, 체중 관리와 함께 활용했을 때 그 효과가 더욱 뛰어난 것으로 나타났다.

임상 연구에서는 감초가 위염을 유발하는 헬리코박터 파일로리(H. pylori) 감염을 줄이고, 염증을 완화하며 방사선치료로 인한 구강 점막염 증상을 개선하는 데 도움이 된다는 결과가 보고되었다. 감초를 포함한 한약 처방이 대장암 환자의 항암치료로 인한 위장관 독성을 완화했다는 체계적 리뷰와 메타분석도 주목할 만하다. 감초가 포함된 구강 세정제는 구강 점막염을 예방하고 구강 건강을 증진하며 방사선치료를 받는 환자들의 구강건조증을 완화하는 데에도 유용했다.

하지만 감초는 그 효과만큼이나 주의해서 사용해야 하는 약초이기도 하다. 감초를 장기간 섭취할 경우 고혈압과 저칼륨혈증 같은 부작용이 발생할 수 있다. 따라서 감초를 활용한 보조제나 약물을 복용할 때는 적정량을 유지하고 기존의 건강 상태를 고려하여 섭취하는 것이 중요하다. 감초는 단순히 몸에 좋은 약초를 넘어 조화와 균형을 상징하는 자연의 선물이다. 암환자들에게는 항암치료의 부작용을 완화하고 전반적인 삶의 질을 높이는 데 도움을 줄 수 있는 보조제로서 그 가능성을 계속 확장하고 있다.

구기자(枸杞子)

구기자는 '수퍼푸드'라는 별명으로 이미 많은 사람들에게 익숙한 열매이다. 작고 붉은 이 열매는 예로부터 아시아 전역에서 약재로 사랑받아왔다. 전통적으로 구기자는 염증, 피부 자극, 코피, 통증 완화, 그리고 진정 효과를 위해 사용되었으며, 시력 저하, 빈혈, 기침과 같은 증상에도 종종 처방되었다. 하지만 구기자가 단순한 약재를 넘어 현대에 와서도 '수퍼푸드'로 주목받는 이유는 그 강력한 항산화 성분 때문이다.

현대 과학 연구는 구기자가 가진 놀라운 효능을 더 자세히 밝혀냈다. 구기자에서 추출된 다당류는 항암, 면역 증강, 신경 보호, 방사선치료 보조 효과를 포함해 간 보호와 피부 보호에도 도움을 주는 것으로 나타났다. 특히 구기자는 에스트로겐 수용체 양성(ER-positive) 유방암 세포의 성장을 억제하며, 독소루비신으로 인한 심독성을 감소시킨다는 연구 결과가 있어 항암치료 보조제로서의 가능성에 주목받고 있다.

구기자는 단순히 치료 효과뿐만 아니라 일상적인 건강 증진에도 도움을 줄 수 있다. 초기 연구에 따르면, 구기자는 건강한 사람들에게 전반적인 웰빙을 향상시키고 제2형 당뇨병 환자들에게 혈당 감소 효과를 보였다. 또한 간 건강, 고지혈증 개선 그리고 당뇨와 관련된 대사 문제를 완화하는 데 긍정적인 영향을 미칠 수 있다는 결과도 있다. 소규모 연구에서는 구기자가 건강한 식단에 추가되었을 때, HDL 콜레스테롤 수치를 더욱 개선할 수 있다는 가능성을 제시했다. 구기자는 특히 눈 건강에 관심 있는 사람들에게 흥미로운 선택이 될 수 있다. 연구에 따르면, 구기자가 노인들의 황반을 보호하고 건조증 완화에 도움을 줄 수 있는 잠재력을 지니고 있다고 한다.

흥미롭게도 구기자 다당류는 특정 암치료와 병행했을 때 긍정적인 효과를 보였다는 관찰 연구 결과도 있다. 그러나 암 예방 또는 치료에 대한 구기자 제품의 효능과 안전성은 아직 확실히 입증되지 않았으며, 이를 명확히 하기 위한 추가 연구가 요구된다. 구기자는 오랜 역사를 가진 전통 약재이자 현대의 과학이 인정한 건강보조식품이다. 그 작고 붉은 열매 한 알에 담긴 효능은 단순히 먹는 즐거움을 넘어 건강과 웰빙의 새로운 가능성을 열어주는 자연의 선물이라고 할 수 있다.

마엽(麻葉)

우리에게 대마초로 잘 알려진 마엽은 원래 동아시아가 원산지인 1년 생 꽃식물로 현재는 전 세계에서 재배되고 있다. 이 식물은 섬유, 씨앗기름, 그리고 오랜 세월에 걸친 기호용 및 의약용으로 활용되어왔다. 고대부터 진통제, 진정제, 소염제 등으로 사용되었으며 오늘날에도 다양한 형태로 소비된다. 잎과 꽃은 말려서 흡연하거나, 기름 추출물로 가공되어 음식, 차, 연고 등으로 활용된다. 그 매력적인 잠재력에도 불구하고 남용과 의존성 문제로 인해 대마초 사용은 여전히 논란의 중심에 있다.

　현대 연구는 마엽의 주요 활성 성분인 칸나비노이드(Cannabinoids)에 집중하고 있다. 이 중 테트라하이드로칸나비놀(THC)은 정신 활성 효과를 유발하는 주요 성분이며, 칸나비디올(CBD)은 비정신성 성분으로 항불안, 항경련, 항염증 효과를 가지고 있다. 두 성분의 조합은 암환자의 통증 관리, 항암치료 부작용 감소 등에서 긍정적인 영향을 미칠 수 있다는 연구 결과를 보여준다. 특히 암 관련 통증에서 THC와 CBD 혼합제를 사용한 연구에서는 통증 완화 효과를 입증했다. 고등급 교모세포종 환자를 대상으로 한 소규모 연구에서는 THC 함유 약물이 수면, 기능적 웰빙, 삶의 질을 개선할 수 있는 가능성을 보여주었다. 또한 항암화학요법으로 유발되는 메스꺼움과 구토를 줄이는 데도 도움이 될 수 있다. 미국 임상종양학회(ASCO) 가이드라인은 기존의 항구토 치료에 반응하지 않는 환자들에게 드로나비놀(Dronabinol)과 나비롤론(Nabilone)을 대안으로 추천한다.

　그러나 마엽의 암치료 보조제로서의 효능은 여전히 논란의 여지가 있다. 일부 연구는 항암제와 병행했을 때 암치료 효과를 감소시키거나 면역 치료와 병행 시 종양 반응률을 낮출 수 있음을 시사했다. 또한 마엽은 사용 초기에는 긍정적인 영향을 보일 수 있으나 장기 사용 시 의존성, 기억력 감퇴, 불안, 금단증상 등 부작용을 초래할 수 있다. 현재 마엽의 의학적 활용 가능성을 둘러싼 논쟁은 여전히 진행 중이다. 미국 내 일부 주에서는 마엽의 의료적 사용을 합법화했으며, 암 관련 증상 관리나 통증 완화, 신경 장애 치료 등에서 허용되고 있다. 하지만 연방 법률에서는 여전히 불법으로 간주되고 있어 연구와 정책 개발에는 장애가 많다.

마엽은 암치료 보조제로서 흥미로운 가능성을 제시하고 있지만, 임상적 유효성과 안전성을 확인하기 위해서는 더 많은 대규모 연구가 필요하다. 특히 암환자를 대상으로 한 용량, 투여 방법, 장기적인 효과를 평가하는 체계적인 연구가 중요하다. 암환자들은 마엽 사용을 고려하기 전에 반드시 전문가와 상담해야 하며, 이는 과학적 근거와 함께 환자의 상황에 맞춘 신중한 접근이 필요하다는 점을 보여준다.

유향(乳香)

유향은 고대부터 '신성한 향'으로 불리며 귀하게 여겨져왔다. 유향나무속에 속하는 나무로부터 나오는 진액으로, 주로 인도, 중동, 북아프리카에서 자생한다. 이 나무의 껍질을 살짝 벗기면 흘러나오는 점성이 있는 수지가 바로 유향이다. 고대 문헌에서는 유향이 상처 치유, 기침 완화, 관절염, 천식 등 다양한 질병 치료에 사용되었다고 기록되어 있다. 향기로운 연기로 신에게 바치는 의식에서부터 현대의 건강 보조제로 유향은 시대를 초월한 약재로 자리 잡고 있다.

유향에 효능이 있는 것은 보스웰릭산(Boswellic acid)이라는 활성 성분 덕분이다. 이 성분은 강력한 항염증 작용을 하는 것으로 알려져 있다. 관절염 환자들에게 특히 주목받는 이유도 여기에 있다. 여러 연구에 따르면 유향 추출물은 관절 통증을 줄이고 관절 기능을 개선하는 데 도움을 준다. 최근 연구들에서 유향의 효능이 과학적으로 입증되기 시작하면서 암 관련 통증 관리에도 그 사용이 확대되고 있다. 특히 유향은 아로마타제 억제제와 같은 암치료 약물로 인해 발생할 수 있는 관절 통증을 감소시키는 데 유용하다는 연구 결과가 있다[*]. 일부 연구에서는 아세트아미노펜(타이레놀)과 비슷한 효과를 보였다는 결과도 있어, 자연 치료제로서의 가능성을 입증하고 있다.

유향은 암치료에서도 흥미로운 가능성을 보여준다. 특히 방사선치료를 받는 환자들에게 유향이 뇌종양으로 인한 부종을 줄이고, 방사선 유발 피부 손상을 예방하는 데 도움이 된다는 연구 결과가 있다. 또한 유방암 환자에게는 유향이 유방 밀도를 감소시키는 데 도움을 주었으며, 이는 유방암 위험을 낮출 수 있는 요인으로 평가된다. 실험실 연구에서는 유향 추출물이 암세포의 성장을 억제하고 세포 자멸사를 유도한다는 결과도 나왔다. 또한 유향은 전립선염과 유사한 증상을 가진 남성에서 나타나는 생식기 및 요로 통증을 줄이는 데에도 긍정적인 효과를 보였다[**].

---

[*] Desideri I, Lucidi S, Francolini G, et al. Use of an alfa-lipoic, Methylsulfonylmethane, Boswellia serrata and Bromelain dietary supplement (OPERA②) for aromatase inhibitors-related arthralgia management (AIA): a prospective phase II trial (NCT04161833). Med Oncol. 2022 Jun 6;39(8):113.

[**] Sibona M, Destefanis P, Agnello M, et al. The association of Boswellia resin extract and propolis derived polyphenols can improve quality of life in patients affected by prostatitis-like symptoms. Arch Ital Urol Androl. 2020 Jan 14;91(4):251-255.

오늘날 유향은 건강 보조제로도 쉽게 접할 수 있다. 관절 건강을 지원하는 캡슐 형태로 판매되거나 진정 효과를 위해 아로마오일로 사용되기도 한다. 유향은 단순히 고대 의식에서 쓰이던 신비로운 약초를 넘어 현대의학에서도 중요한 치료 보조제로 자리 잡고 있다. 고대부터 이어진 유향의 치유 이야기는 현대 과학의 뒷받침으로 더 큰 신뢰를 얻게 되었다. 다만 모든 보조제와 마찬가지로 유향도 전문가와 상의하여 사용하는 것이 바람직하다.

강황(薑黃)

강황, 특히 그 주요 성분인 커큐민(curcumin)은 암 관련 통증 관리에 있어 유망한 자연 치료제로 주목받고 있다. 커큐민은 강력한 항염증 특성을 지니며, 이는 암치료 중 발생할 수 있는 다양한 통증을 완화하는 데 도움이 될 수 있다. 커큐민의 이러한 항염 효과는 암환자들이 겪는 염증 및 통증 관련 증상을 완화시키는 데 기여할 수 있으며, 종양으로 인해 야기되는 염증을 감소시키고 관련 통증을 관리하는 데 도움을 주는 것으로 나타났다. 커큐민의 통증 완화 효과는 임상시험을 통해 입증되었는데, 예를 들어 유방암 환자들에서 치료 과정 중 발생하는 근골격계 통증을 줄이는 데 커큐민이 효과적이라는 연구 결과가 있다[*]. 이 연구에서는 커큐민이 함유된 보조제가 아로마타제 억제제로 인한 통증과 염증을 감소시키는 데 긍정적인 효과를 보였다.

그러나 국제 통합암학회와 미국 임상종양학회의 가이드라인에 따르면, 현재 일반 암 관련 통증에 대해 특정한 한약 제제(製劑)들을 추천하거나 반대할 충분한 증거가 없다. 가이드라인에서 제시한 연구에서는 다양한 유형의 암환자들을 대상으로 한약 제제들의 효과를 테스트한 4개의 임상시험이 있었다. 하지만 각 치료 개입에 대한 시험이 하나뿐이었고, 시험의 질(quality)에 변동성이 있어 임상적인 권장 사항을 제시하기에는 데이터가 부족했다. 이러한 연구 결과는 암 통증 관리를 위한 한약 제품의 사용에 대한 더 많은 고품질 연구가 필요함을 시사한다.

생강(生薑)

생강은 단순한 향신료를 넘어 오랜 세월 동안 음식과 약으로 사랑받아 온 자연의 선물이다. 아시아가 원산지인 생강은 전통 중국 의학에서는 몸속의 '차가움', '바람', '습기'를 몰아내고, 기(氣)의 역류를 막는 약재로 사용되었다. 서구에서는 주로 소화기 문제와 호흡기 질환 치료에 활용되어왔다. 하지만 오늘날 생강은 암치료를 포함한 다양한 건강 증진 효과로 주목받고 있다.

생강은 특히 항암 효능으로 많은 관심을 받고 있다. 연구에 따르면, 생강 추출물은 암세포의 성장을 억제하고 자멸사를 유도하는 작용을

---

* Martínez N, Herrera M, Frías L, et al. A combination of hydroxytyrosol, omega-3 fatty acids and curcumin improves pain and inflammation among early stage breast cancer patients receiving adjuvant hormonal therapy: results of a pilot study. Clin Transl Oncol. 2019 Apr;21(4):489-498.

한다고 한다. 또한 생강의 주요 활성 성분인 6-진저롤(6-Gingerol)은 강력한 항염증 및 항산화 효과를 발휘하여 암세포가 퍼지는 것을 막는 데 도움을 줄 수 있다. 암치료 중 가장 흔한 부작용 중 하나는 항암화학요법으로 인한 구역질과 구토다. 생강은 이러한 증상을 완화하는 데 유용하다는 연구 결과가 있다*. 일부 연구에서는 생강 보충제를 복용한 암 환자들이 구역질과 구토 증상이 감소하고, 전반적인 삶의 질이 향상되었다고 보고되었다. 또한 생강이 식욕을 개선하고 암치료로 인한 피로를 줄이는 데도 긍정적인 영향을 미칠 수 있다는 데이터가 있다. 그러나 모든 연구 결과가 일관되지는 않는다. 생강이 고용량의 시스플라틴(cisplatin) 같은 항암제를 사용하는 환자에게는 큰 차이를 보이지 않는 경우도 있었다. 하지만 여성이나 두경부암 환자에서는 효과가 두드러졌다는 소규모 연구 결과도 있다. 이런 이유로 생강의 효과를 명확히 하기 위해서는 추가적인 대규모 연구가 필요하다.

생강은 암 예방 효과에도 잠재력을 가지고 있다. 한 연구에서는 생강이 대장암 고위험군의 결장 점막 염증을 줄이고 조직 건강을 유지하는 데 도움을 준다고 보고했다. 생강의 이 같은 화학적 예방(chemo prevention) 가능성은 향후 암 예방 치료의 중요한 키(key)로 여겨지고 있다. 생강은 단순히 음식에 풍미를 더하는 재료를 넘어 암치료와 예방에 유용한 보조제로 가능성을 보여준다. 특히 항암치료로 인한 부작용 완

---

* Kim SD, Kim JH, Kim DH, et al. Comprehensive Evaluation of Traditional Herbal Medicine Combined With Adjuvant Chemotherapy on Post-Surgical Gastric Cancer: A Systematic Review and Meta-Analysis. Integr Cancer Ther. 2024;23:15347354231226256.

화와 암 예방에서 생강의 역할은 많은 환자들에게 희망을 줄 수 있다. 그러나 생강을 보조제로 사용할 경우, 안전성을 위해 의사와 상의하는 것이 중요하다.

약재명	주요 성분 및 효능	암 관련 효과	주의사항
운지(雲芝)	PSK, PSP 다당류 – 면역세포 활성화, T세포 / NK세포 증강	비소세포폐암 생존율 증가, 재발률 감소	제품 간 유효성분 함량 차이, PSK/PSP 효과 차이 불분명
당귀(當歸)	다당류 – 혈류 개선, 항암 / 항전이, 자멸사 유도	항암제 부작용 완화, 자궁내막암 위험 감소	에스트로겐 유사작용 → 호르몬 민감성 암(예: 유방암) 환자 주의
감초(甘草)	글리시리진 – 항염, 간 보호, 항암치료 부작용 완화	위장관 독성 완화, 구강점막염 예방	장기 복용 시 고혈압, 저칼륨혈증 위험
구기자(枸杞子)	다당류 – 항산화, 면역 증강, 항암세포 억제	에스트로겐 양성 유방암 세포 억제, 심독성 감소	효능 및 안전성 미확정 → 추가 연구 필요
마엽(麻葉)	THC/CBD – 통증 완화, 항염, 항구토 효과	암성 통증, 구토 억제, 수면 / 삶의 질 향상	의존성, 인지 기능 저하, 금단 증상 등 부작용 우려
유향(乳香)	보스웰릭산 – 항염, 관절 통증 완화, 방사선 부작용 완화	방사선 부종, 피부 손상 예방, 유방암 위험 감소	과민 반응 가능성 → 전문가 상담 권장
강황(薑黃)	커큐민 – 항염, 근골격 통증 완화, 암 관련 염증 억제	유방암 근골격 통증 완화, 삶의 질 개선	임상 근거 제한적 → 보완적 사용 권장
생강(生薑)	6-진저롤 – 항산화, 항암, 항구토, 식욕 개선	항암 구역질 / 구토 완화, 대장암 예방 가능성	효과 개인차 있음, 고용량 항암제 병용 환자 주의

〈MSKCC 주요 한약재 요약〉

암환자에게 자주 쓰이는 대표적인 한약 처방

세계 최고의 암센터에서는 암환자들을 위해 어떤 한약 처방을 사용할까? 항암치료로 인한 피로, 면역 저하, 소화 장애, 변비, 통증 같은 부작용을 완화하고 치료 효과를 높이기 위해 오랜 전통과 현대 연구를 통해 검증된 특별한 처방들이 활용된다. 마치 비밀 레시피처럼 환자들의 몸을 회복시키고 삶의 질을 개선하는 데 도움을 주는 이 한약들은 단순한 보조제가 아니라, 과학적으로 연구된 치료 전략의 일부다. 지금부터, 세계적인 암센터인 이곳 메모리얼 슬론 케터링에서 실제로 사용되는 대표적인 한약 처방과 그 놀라운 효과를 공개한다.

마자인환(麻子仁丸)
- 변비 치료를 위한 대표 처방

암환자들에게 변비는 흔한 문제이며, 특히 항암치료나 오피오이드 (opioid) 진통제 사용으로 인해 발생하는 만성 변비는 삶의 질을 크게 저하시킬 수 있다. 메모리얼 슬론 케터링 암센터는 이러한 변비를 완화하기 위해 마자인환을 사용하고 있다.

마자인환은 2,000년 이상 사용된 전통 변비 치료 처방으로, 한의학 고전인 《상한론(傷寒論)》에 기록되어 있다. 이 처방은 장을 촉촉하게 해주고(윤장. 潤腸), 장운동을 촉진하여 변비를 해소하는 효과가 있다. 주재료는 화마인(火麻仁), 대황(大黃), 백작약(白芍藥), 행인(杏仁), 지실(枳實), 후박(厚朴)의 총 6가지 한약재로 구성되며, 각각의 성분이 서로 보완적으로 작용하여 배변을 원활하게 하고 복부팽만을 줄이는 역할을 한다.

마자인환은 노인, 여성, 암환자에게 특히 많이 처방되는 변비 치료제로, 전립선암 환자들에게 자주 사용된다는 연구 결과도 있다. 체계적 문헌 고찰에 따르면, 마자인환은 중국에서 가장 많이 사용되는 변비 치료 한약 처방 중 하나로, 기능성 변비 환자들을 대상으로 변비치료제로 유통되는 센나(Senna)와 비슷한 수준의 배변 개선 효과를 보였다. 또한, 마자인환을 복용한 환자들은 완전 자발 배변 증가, 배변 시 힘 주기 감소, 잔변감 개선 등의 효과를 경험했으며, 위약군이나 센나 복용군보다 장운동이 개선되고 효과가 더 오래 지속되는 경향을 보였다*. 암환자의 완화의료(palliative care)에서도 마자인환이 중요한 역할을 할 수 있다. 한 연구에서는 변형된 마자인환을 복용한 말기 암환자들이 위약군보다 배변 횟수가 증가하고, 변비 증상이 완화되었으며, 배변 시 힘주는 정도가 줄어들었다는 결과가 보고되었다. 또한, 항암치료나 오피오이드 사용으로 인한 변비에도 효과적일 가능성이 있다는 연구가 진행 중이다.

마자인환은 비교적 안전한 처방으로 알려져 있으며, 현재까지 보고된 부작용은 위약군과 유의미한 차이를 보이지 않았다. 다만, 더 광범위한 연구가 필요하며, 기능성 변비뿐만 아니라 다양한 원인의 변비에도 효과가 있는지, 그리고 아시아를 넘어 다양한 인구 집단에서도 같은 효과를 보이는지에 관한 추가 연구가 요구된다.

보화환(保和丸)
- 소화 장애 치료를 위한 대표 처방

암환자들에게 소화 장애 역시 매우 흔한 문제이며, 특히 항암치료, 방사선치료, 스트레스, 식욕 저하 등으로 인해 소화불량, 복부팽만, 속쓰림, 메스꺼움 등이 발생할 수 있다. 이러한 증상을 완화하는 대표적인 한약 처방이 바로 보화환이다.

보화환은 소화 기능을 개선하고 위장에 정체된 음식물을 원활하게

---

* Zhong LLD, Cheng CW, Kun W, et al. Efficacy of MaZiRenWan, a Chinese herbal medicine, in patients with functional constipation in a randomized controlled trial. Clin Gastroenterol Hepatol. 2019;17(7):1303–1310.e1318.

배출하도록 돕는 처방으로, 한의학 고전인 《단계심법(丹溪心法)》에 기록되어 있다. 이 처방은 위장의 정체(식적, 食積)를 풀어주고 소화력을 회복하는 데 도움을 주며, 주로 과식, 지방이나 단백질이 많은 음식 섭취 후 소화불량, 복부팽만, 트림, 속쓰림 등의 증상에 사용된다. 주성분은 산사(山査), 신곡(神曲), 나복자(蘿蔔子), 반하(半夏), 복령(茯苓), 진피(陳皮), 연교(連翹) 등 총 7가지 한약재로 구성되며, 각각의 성분이 위장 운동을 촉진하고 소화효소 분비를 증가시켜 소화 기능을 회복하는 역할을 한다. 보화환은 위장 장애를 가진 암환자들에게 특히 유용한 처방으로, 항암치료나 방사선치료 후 나타나는 소화불량, 메스꺼움, 식욕 저하 증상을 완화하는 효과가 보고되고 있다. 연구에 따르면, 보화환은 위 배출 속도를 증가시키고, 위산 분비를 조절하며, 장내 미생물 균형을 조절하는 효과가 있는 것으로 나타났다[*]. 또한, 기능성 소화불량을 대상으로 한 연구에서 대조군보다 효과가 유의미하게 높았다는 결과도 보고되었다.

보화환은 비교적 안전한 처방으로 알려져 있다. 다만, 만성적인 위장 장애나 위궤양, 심한 역류성 식도염이 있는 경우에는 복용 전 전문가와 상담이 필요하다. 또한, 보화환이 다양한 원인의 소화 장애에 효과적인지, 그리고 다양한 인구 집단에서도 동일한 효과를 보이는지에 관한 추가 연구가 요구된다.

---

[*] Zhu R, Li T, Dong Y, et al. Pectin pentasaccharide from hawthorn (Crataegus pinnatifida Bunge var. major) ameliorates disorders of cholesterol metabolism in high-fat diet-fed mice. Food Res Int. 2013;54(1):262-268.

티베트리(Tibetree) 진통 패치
- 통증치료를 위한 대표 처방

메모리얼 슬론 케터링 암센터의 통합의학 서비스 부서는 암환자의 통증 관리를 위해 티베트리 진통 패치를 사용하고 있다. 티베트 고원의 강인한 자연에서 자란 허브로 만든 '티베트리 진통 패치'는 자연 유래 성분으로 근육통·신경통·관절통을 완화하는 혁신적인 통증 관리 솔루션으로 주목받고 있다. 붙이기만 하면 서서히 흡수되는 천연 진통 성분이 염증을 줄이고 혈액순환을 촉진하여 깊은 통증까지 완화하는 효과를 제공한다.

이 패치의 주요 성분은 장뇌(樟腦), 독일미(獨一味)*, 강황(薑黃)으로, 각각 강력한 항염증 및 진통 작용을 한다. 연구에 따르면, 티베트리 진통 패치의 유효 성분은 C-섬유 신경(통증 신호를 전달하는 말초신경, C-fiber) 흥분성을 낮추고, 염증성 사이토카인(염증 반응을 조절하는 신호 단백질, cytokine)의 분비를 감소시켜 신경계와 근골격계의 통증을 줄이는 효과가 있다.

특히 강황의 주요 성분인 커큐민은 강력한 항염 작용을 하며, 신경 손상을 줄이고 통증 신호 전달을 차단하는 데 도움을 준다. 최근 미국 국립암연구소(NCI) 지정 암센터에서 진행된 연구에서는 티베트리 진통

---

* 독일미(獨一味)는 티베트 전통의학에서 활혈지혈(活血止血), 거풍지통(祛風止痛)의 효능으로 사용되는 고산 식물로, 주로 중국 서부와 히말라야 지역에 자생한다. 《중국약전》에 수록된 한약으로, 진통, 지혈, 면역 증강, 항종양 작용 등이 보고되었으며, 루테올린을 주요 성분으로 한다.(출처: 세계 약용식물 백과사전 2)

패치를 사용한 암환자들이 기존의 경구 진통제로 완전히 해결되지 않던 통증이 완화되었다고 보고했다[*]. 또한, 근골격계 통증을 가진 비 암환자들을 대상으로 한 체계적 문헌 고찰에서도 관절 기능 개선, 통증 감소, 진통제 사용량 감소 등의 효과가 확인되었다.

티베트리 진통 패치는 기존의 경구 진통제와 달리 위장 장애, 졸음 같은 부작용 없이 장시간 지속적으로 작용한다는 장점이 있다. 또한, 휴대가 간편하고 언제 어디서나 쉽게 부착할 수 있어, 만성 통증이 있는 환자들에게 이상적인 보완 요법이 될 수 있다. 자연에서 얻은 성분을 활용하여 과학적으로 입증된 기전으로 통증을 완화하는 티베트리 진통 패치는, 현대의학과 전통 한약의 조화로운 결합을 보여주는 혁신적인 치료법이라 할 수 있다.

생맥음(生脈飮)
- 피로 해소를 위한 대표 처방

암환자들이 가장 많이 겪는 증상 중 하나는 만성피로이다. 항암치료 후 많은 환자들이 기력이 떨어지고, 쉽게 지치며, 호흡이 가빠지고, 무기력감을 호소한다. 이는 한의학에서 말하는 '기허(氣虛)', 즉 에너지가 부족한 상태와 유사하다. 이때 기운을 보강하고, 체력을 회복하며, 심

---

[*] Liou KT, Chen C, Emard N, et al. Herbal topical analgesic for pain management: perspectives from cancer patients. Pain Med. 2021;22(6):1435-1440.

폐 기능을 보호하는 대표적인 한약 처방이 바로 생맥음(生脈飮)이다. 메모리얼 슬론 케터링 암센터에서는 암환자의 피로 해소를 위한 대표적인 처방으로 생맥음을 사용하고 있다.

생맥음은 금(金)나라 시대 의학자 장원소(張元素)가 저술한 《의학계원(醫學啓源)》에서 처음 기록된 처방으로, 예로부터 기와 음(陰)이 모두 부족한 허증(虛證)을 치료하는 데 사용되어왔다. 생맥음은 인삼(人蔘), 맥문동(麥門冬), 오미자(五味子)의 단 3가지 약재로 구성되어 있지만, 그 효과는 강력하다. 인삼은 신체 에너지를 증가시키고, 면역력을 높이며, 신진대사를 촉진하여 피로 해소에 도움을 준다. 연구에 따르면, 인삼에 포함된 진세노사이드(Ginsenosides) 성분은 신경계를 보호하고 항산화 작용을 하여, 육체적·정신적 피로를 줄이는 효과가 있다. 맥문동은 체내 수분을 보충하고, 심폐 기능을 보호하며, 면역 체계를 강화하는 역할을 한다. 오미자는 피로 해소와 집중력 강화에 도움을 주며, 특히 호흡 기능을 개선하여 쉽게 숨이 차는 증상을 완화하는 것으로 알려져 있다.

실제로 미국임상종양학회에서 발표된 연구에서도 인삼이 암환자의 피로를 유의미하게 개선하는 효과가 있다고 보고되었다. 또 다른 대규모 연구에서는 인삼과 비타민·미네랄을 함께 복용한 환자들이 위약 그룹보다 피로 증상 점수가 크게 감소했다는 결과가 나왔다[*]. 이러한 연구들은 생맥음이 단순한 기력 보충제가 아니라, 항암치료 후 신체 회복

---

[*] Caso Marasco A, Vargas Ruiz R, Salas Villagomez A, et al. Double-blind study of a multivitamin complex supplemented with ginseng extract. Drugs Exp Clin Res. 1996;22(6):323-329.

을 돕는 중요한 치료적 역할을 할 수 있다는 가능성을 보여준다. 생맥음은 차처럼 간편하게 마실 수 있어 현대적인 생활 방식에도 잘 맞는 보완 요법이다. 특히, 면역력이 약해진 암환자들이 기력을 회복하고, 치료 후에도 활력을 유지하는 데 도움을 줄 수 있다.

소요산(逍遙散)
- 몸과 마음의 균형을 되찾는 대표 처방

암환자들은 치료 과정에서 신체적 피로뿐만 아니라 우울감, 불안, 스트레스, 불면 등의 감정적인 어려움도 겪는다.

특히 호르몬 변화, 항암치료로 인한 부작용, 삶의 질 저하로 인해 기분 장애가 흔하게 나타날 수 있다. 이러한 감정적 불균형을 다스리고, 몸과 마음의 안정을 되찾는 데 도움을 주는 대표적인 한약 처방이 바로 소요산(逍遙散)이다. 소요산은 송나라 시대에 편찬된《태평혜민화제국방(太平惠民和劑局方)》에 처음 기록된 처방으로, 이름 그대로 '걱정을 떨쳐버리고(逍遙) 마음을 편안하게 하는(散)' 효과가 있다고 전해진다. 주성분은 시호(柴胡), 당귀(當歸), 백작약(白芍藥), 백출(白朮), 복령(茯苓), 감초(甘草), 생강(生薑), 박하(薄荷)로 이루어져 있으며, 이들 약재가 함께 작용하여 간(肝)의 기운을 조절하고, 소화 기능을 돕고, 마음을 안정시키는 역할을 한다.

소요산은 우울증과 불안을 완화하는 한약 처방으로 오랫동안 사용되어왔다. 연구에 따르면, 소요산과 항우울제를 함께 사용한 환자들이 항우울제만 사용한 환자들보다 우울 증상이 더 빠르게 개선되었으며, 부작용도 줄어드는 효과가 있었다[*]. 또한, 소요산이 단독으로 사용되었을 때도 항우울제와 유사한 효과를 보였으며, 신체적 부작용이 적었다는 연구 결과도 보고되었다.

소요산이 암환자의 심리적 건강을 개선하고, 삶의 질(QoL)을 향상시킨다는 연구도 있다. 특히 유방암 환자를 대상으로 한 연구에서 소요산이 호르몬 치료(타목시펜)로 인한 기분 변화, 피로, 불면증을 개선하는 데 도움을 줄 수 있음이 밝혀졌다. 또한, 소요산을 복용한 환자들은 항암 치료 후 위장 장애, 수면 장애, 피로감이 감소하는 경향을 보였다[**]. 암환자의 40~60%가 수면 장애를 경험하는데, 소요산은 불면증 개선에도 효과적이다. 연구에 따르면, 소요산과 항불안제(벤조디아제핀 계열)를 함께 사용한 그룹이 항불안제만 사용한 그룹보다 수면의 질이 더 향상되었으며, 장기적인 수면 패턴 개선 효과도 보였다[***].

소요산은 호르몬 변화로 인한 감정 기복, 항암치료 후 나타나는 심리적 불안, 만성 스트레스와 같은 증상을 자연스럽게 완화하는 한약 처방이다. 기존 항우울제나 항불안제와 비교했을 때 부작용이 적고, 장기

---

[*] Zhang Y, Han M, Liu Z, et al. Chinese herbal formula Xiao Yao San for treatment of depression: a systematic review of randomized controlled trials. Evid Based Complement Alternat Med. 2012;2012:931636.

[**] Pan J, Fu S, Zhou Q, et al. Modified Xiaoyao San combined with chemotherapy for breast cancer: a systematic review and meta-analysis of randomized controlled trials. Front Oncol. 2023;13:1050337.

[***] Li Y, Xu BY, Xiao F. [Effect of modified xiaoyao powder for improving sleep in patients with psychological stress insomnia]. Zhongguo Zhong Xi Yi Jie He Za Zhi. Mar 2009;29(3):208-211.

복용이 가능하다는 장점이 있으며, 현대의학에서도 그 효과가 점점 더 인정받고 있다. 몸과 마음의 균형을 되찾고 싶다면, 소요산이 자연스럽고 부드러운 해결책이 될 수 있다.

삼령백출산(蔘苓白朮散)
- 설사치료를 위한 대표 처방

암환자들에게 설사는 흔한 문제이며, 특히 항암치료나 방사선치료로 인해 장 기능이 약해지고 소화 흡수 능력이 저하되면서 만성적인 설사를 겪는 경우가 많다. 지속적인 설사는 체내 수분과 영양소 손실을 초래하여 피로, 면역력 저하, 체력 감소로 이어질 수 있으며, 이는 환자의 회복 속도를 늦추고 삶의 질에도 부정적인 영향을 미친다. 이러한 문제를 해결하기 위해 오랫동안 장의 기능을 강화하고 설사를 완화하는 데 사용된 대표적인 한약 처방이 바로 삼령백출산이다.

삼령백출산은 송나라 시대 《태평혜민화제국방》에 처음 기록된 처방으로, 비위(脾胃, 소화기계통)의 기능을 강화하고 만성 설사를 다스리는 약재로 활용되어왔다. 이 처방은 인삼(蔘), 복령(茯苓), 백출(白朮), 감초(甘草), 백편두(白扁豆), 산약(山藥), 연자육(蓮子肉), 길경(桔梗), 사인(砂仁), 율무(薏苡仁) 등 10가지 한약재로 구성되어 있으며, 각각의 성분이 함께 작용하여 소화 기능을 회복하고 장을 튼튼하게 하며, 설사를 완화하는 역할을 한다.

최근 연구에서도 삼령백출산의 효과가 점점 더 주목받고 있다. 대만에서 진행된 연구에 따르면, 대장암 수술 후 환자들에게 두 번째로 많이 처방된 한약 처방이 삼령백출산이었다. 또한, 설사형 과민대장증후군(D-IBS) 환자를 대상으로 한 임상시험에서 삼령백출산이 복통, 복부 불편감, 배변 빈도 및 변의 상태를 유의미하게 개선하는 것으로 나타났다. 특히, 삼령백출산을 복용한 그룹은 기존 치료제(항경련제 오틸로늄 브로마이드) 단독 복용군보다 부작용 발생률이 낮았다[*]. 또한, 궤양성 대장염 환자들을 대상으로 한 연구에서는, 삼령백출산이 1차 치료제인 메살라민보다 설사, 복통, 발열 조절에 더 효과적이었다는 결과가 보고되었다. 만성 설사의 원인이 명확하지 않은 환자들에서도 삼령백출산이 기존 항생제(노르플록사신)보다 증상 완화에 더 우수한 효과를 보였다[**]. 이 외에도 14건의 임상시험(1,158명 대상)을 포함한 체계적 문헌 고찰과 메타 분석에서, 삼령백출산 또는 삼령백출산과 기존 치료제를 병행한 그룹이 기존 치료제만 사용한 그룹보다 환자의 만족도가 높고, 증상 개선 효과가 더 뛰어난 것으로 나타났다[***].

삼령백출산은 장 기능이 약한 환자들에게 설사 완화뿐만 아니라 소화 기능 개선, 면역력 강화, 영양 흡수 촉진 등의 다양한 효과를 제공할

---

[*] Lee JH, Kim JI, Baeg MK, et al. Effect of Samryungbaekchul-san combined with otilonium bromide on diarrhea-predominant irritable bowel syndrome: a pilot randomized controlled trial. J Clin Med. Sep 27 2019;8(10):1558.

[**] Quan LZT, Tan JH. Clinical study of Shenling Baizhu San for ulcerative colitis. J New Chin Med. 2017;49:42-44.

[***] Wang H, Hou YN, Yang M, et al. Herbal Formula Shenling Baizhu San for Chronic Diarrhea in Adults: A Systematic Review and Meta-analysis. Integr Cancer Ther. 2022;21:15347354221081214.

수 있다. 암환자뿐만 아니라, 수술 후 회복 중인 환자, 소화 기능이 약한 노인, 만성 설사로 고생하는 사람들에게도 유용한 처방이 될 수 있다. 과학적 연구를 통해 효과와 안전성이 점점 더 입증되고 있는 삼령 백출산은, 현대의학과 전통 한의학이 만나는 중요한 교차점에서 소화기 건강을 지키는 자연스러운 해결책이 될 수 있다.

산조인탕(酸棗仁湯)
- 불면증치료를 위한 대표 처방

암환자들에게 불면증은 흔한 문제다. 항암치료, 호르몬 변화, 스트레스, 신체적 통증 등 여러 요인으로 인해 쉽게 잠들지 못하거나, 자주 깨고, 깊은 수면을 취하지 못하는 경우가 많다. 만성적인 수면 부족은 면역력 저하, 피로 증가, 회복 속도 저하로 이어질 수 있어 관리가 필수적이다. 이러한 불면증을 완화하고 자연스럽고 편안한 수면을 유도하는 대표적인 한약 처방이 바로 산조인탕이다.

산조인탕은 중국 후한 시대 의학서 《금궤요략(金匱要略)》에 처음 기록된 처방으로, 오랜 시간 동안 불면증, 신경 안정, 기력 회복을 돕는 한약으로 활용되어왔다. 이 처방은 산조인(酸棗仁), 복령(茯苓), 천궁(川芎), 지모(知母), 감초(甘草) 등 5가지 한약재로 구성되어 있으며, 각 성분이 서로 보완적으로 작용해 신경을 안정시키고 스트레스를 완화하며 수면의 질을 향상시키는 역할을 한다.

산조인탕의 효과는 과학적으로도 입증되고 있다. 연구에 따르면, 산조인탕과 로라제팜(항불안제)을 함께 복용한 만성 불면증 환자들은 로라제팜 단독 복용군보다 불면증 심각도 지수(ISI)가 더 크게 감소했으며, 부작용도 적었다[*]. 또한, 산조인탕은 디아제팜(벤조디아제핀 계열 수면제)과 비슷한 수준으로 불안과 교감신경 흥분 증상을 개선하는 효과가 있는 것으로 나타났다[**]. 암환자를 대상으로 한 연구에서도 산조인탕의 긍정적인 효과가 확인되었다. 수면 장애를 겪는 암환자들이 산조인탕을 복용했을 때 피로감이 줄어들고, 불면증 심각도 지수가 개선되었으며, 불안감이 낮아지는 경향이 관찰되었다. 특히 유방암 환자를 대상으로 한 대규모 연구에서는, 산조인탕을 복용한 그룹의 생존율이 5년 더 높았다는 결과도 보고되었다[***]. 체계적인 문헌 고찰 및 메타분석에서도 산조인탕이 수면의 질을 향상시키며, 위약이나 대기군과 비교했을 때 효과가 유의미하게 높았다는 점이 확인되었다. 또한, 인지행동치료(CBT)나 벤조디아제핀 계열 수면제와 비교했을 때도 비슷한 수준의 효과를 보였다[****].

---

[*] Song MF, Chen LQ, Shao QY, et al. Efficacy and safety of Jiawei Suanzaoren decoction combined with lorazepam for chronic insomnia: a parallel-group randomized controlled trial. Evid Based Complement Alternat Med. 2020;2020:3450989.

[**] Chen HC, Hsieh MT, Shibuya TK. Suanzaorentang versus diazepam: a controlled double-blind study in anxiety. Int J Clin Pharmacol Ther Toxicol. 1986;24(12):646-650.

[***] Chan PW, Yu H, Hsu CH, et al. Characteristics of early short-term traditional Chinese medicine in breast cancer patients: a population-based cohort study. J Chin Med Assoc. 2024;87(1):70-78.

[****] Yang M, Wang H, Zhang YL, et al. The Herbal Medicine Suanzaoren (Ziziphi Spinosae Semen) for Sleep Quality Improvements: A Systematic Review and Meta-analysis. Integr Cancer Ther. Jan-Dec 2023;22:15347354231162080.

산조인탕은 자연에서 온 성분으로 이루어져 있어 일반적인 수면제와 달리 의존성이 낮고, 장기 복용이 가능하며, 낮 동안 졸음이나 두통 같은 부작용이 적다는 장점이 있다. 특히, 수면제의 부작용이 걱정되는 암환자나 만성 불면증을 겪는 사람들에게 안전하고 효과적인 대안이 될 수 있다. 현대의학에서도 그 효능이 점점 더 인정되고 있는 산조인탕은, 수면 부족으로 지친 몸과 마음을 편안하게 회복시켜주는 자연의 처방이라 할 수 있다.

처방명	적응증	구성 약재	작용 기전	임상 적용 사례
마자인환 (麻子仁丸)	변비	화마인, 대황, 백작약, 행인, 지실, 후박	윤장(潤腸), 장운동 촉진	항암치료 또는 오피오이드로 유발된 변비 개선
보화환 (保和丸)	소화장애	산사, 신곡, 나복자, 반하, 복령, 진피, 연교	식적 제거, 소화력 회복, 위장 운동 촉진	항암·방사선치료 후 소화불량, 위 배출 속도 증가, 미생물 균형 조절
티베트리진통 패치	통증	장뇌, 독일미, 강황	C-섬유 흥분 억제, 염증성 사이토카인 억제	기존 진통제로 조절 안 되는 통증 완화, 근골격계 통증에 효과
생맥음 (生脈飮)	만성피로	인삼, 맥문동, 오미자	기허 개선, 심폐 기능 보호, 면역력 증강	항암 후 피로, 무기력 개선, 면역회복, 피로 지표 개선
소요산 (逍遙散)	우울, 불안, 스트레스	시호, 당귀, 백작약, 백출, 복령, 감초, 생강, 박하	간기 순조, 소화 기능 강화, 기분 안정	항우울제 병용 시 효과 상승, 기분 장애 및 수면, 소화 개선
삼령백출산 (蔘苓白朮散)	설사	인삼, 복령, 백출, 감초, 백편두, 산약, 연자육, 길경, 사인, 율무	비위 기능 강화, 수분 흡수 촉진	과민대장증후군(D-IBS), 궤양성 대장염, 만성 설사에 효과
산조인탕 (酸棗仁湯)	불면증	산조인, 복령, 천궁, 지모, 감초	신경 안정, 교감신경 억제, 수면의 질 향상	암환자 수면 질 개선, 불안·피로 완화, 생존율 향상 연구 보고

〈MSKCC 주요 한약처방 요약〉

'어바웃 허브'로 알아보는 암환자를 위한 건강보조식품

'어바웃 허브(About Herbs)'에서는 암치료와 관련된 다양한 천연물에 대한 정보뿐만 아니라 암 예방이나 치료, 통증 완화나 부작용 경감에 활용할 수 있는 건강보조식품도 소개하고 있다.

코엔자임Q10(CoQ10)

코엔자임Q10(CoQ10)은 체내 모든 세포에서 발견되는 필수 물질로, 세포의 에너지 생성과 유지에 중요한 역할을 한다. 특히 심장, 간, 신장, 췌장 등 에너지 소비가 많은 기관에 높은 농도로 존재하며, 항산화 특성을 통해 세포 손상을 방지하는 데 기여한다. 코엔자임Q10은 건강보조식품으로도 널리 사용되며 암을 포함한 다양한 질병에서의 잠재적 효과가 연구되고 있다.

암환자들에게 코엔자임Q10 보충은 몇 가지 긍정적인 효과를 보인 연구 결과들이 있다. 예를 들어, 유방암 환자를 대상으로 한 연구에서는 코엔자임Q10 보충이 타목시펜(Tamoxifen) 치료 중 염증을 유발하는 사이토카인 수치를 낮출 가능성이 있다고 보고되었다[*] 또한 간암 환자들을 대상으로 한 연구에서 코엔자임Q10 수치가 높을수록 수술 후 항산화 능력이 더 좋아지고 염증 수치는 낮아졌다는 점도 주목할 만하다[**]. 이는 코엔자임Q10이 암치료 후 신체의 회복 과정에 도움을 줄 가능성을 시사한다.

그러나 코엔자임Q10과 암치료 간의 관계는 아직 복잡하고 논쟁의 여지가 있다. 일부 연구에서는 암치료 중 코엔자임Q10을 포함한 항산화 보충제가 오히려 암 재발 위험을 높일 수 있다는 결과를 제시하기도 했다. 특히 유방암 환자를 대상으로 한 연구에서 코엔자임Q10 보충이 치료 중 암 재발 위험을 증가시킬 가능성이 있다는 점이 지적되었다. 이러한 결과는 코엔자임Q10의 항산화 작용이 항암치료의 산화 스트레스 유발 메커니즘을 방해할 가능성과 관련이 있을 수 있다. 코엔자

[*] Zahrooni N, Hosseini SA, Ahmadzadeh A, et al. The effect of coenzyme Q10 supplementation on vascular endothelial growth factor and serum levels of interleukin 6 and 8 in women with breast cancer: a double-blind, placebo-controlled, randomized clinical trial. Ther Clin Risk Manag. 2019;15:1403-1410.

[**] Liu HT, Cheng SB, Huang YC, Huang YT, Lin PT. Coenzyme Q10 and Oxidative Stress: Inflammation Status in Hepatocellular Carcinoma Patients after Surgery. Nutrients. 2017 Jan 4;9(1):29.

임Q10은 일반적으로 안전한 보충제로 간주되지만 항응고제인 와파린(Warfarin)과 상호작용하여 약효를 감소시킬 수 있다. 또한 항산화 특성 때문에 방사선치료나 일부 화학요법의 효과를 저하시킬 가능성이 제기되고 있다. 따라서 코엔자임Q10 보충제를 사용할 때는 반드시 전문가와 상의하는 것이 중요하다.

비타민 C

비타민 C는 수용성 비타민으로, 인체에서 자연적으로 합성되지 않기 때문에 음식이나 보충제로 섭취해야 하는 필수 영양소다. 주로 과일과 채소에 풍부하게 포함되어 있으며 항산화 작용을 통해 세포 손상을 막고 면역력을 강화하는 역할을 한다. 비타민 C는 흔히 감기 예방과 면역력 증진을 위한 보충제로 알려져 있지만, 최근 연구에서는 암치료 보조제로서의 가능성도 주목받고 있다.

특히 고용량의 비타민 C를 정맥주사로 투여하는 방식이 암치료에 효과적일 수 있다는 연구들이 이어지고 있다. 고용량 비타민 C는 정상적인 세포보다는 암세포에 선택적으로 작용하여 암세포 내에서 산화 스트레스를 유발하고 이를 통해 암세포를 죽일 수 있다는 이론이다. 일부 실험 연구에서는 고용량 비타민 C가 암세포의 에너지원인 ATP를 고갈시켜 암세포의 성장을 억제하는 효과를 보였다[*]. 이러한 연구 결과는 비타민 C가 항암치료의 보조 수단으로 사용될 수 있다는 가능성을 보여주고 있다.

또한 비타민 C가 일부 암치료 중 발생하는 부작용을 완화하는 데 도움이 될 수 있다는 연구도 있다. 예를 들어 항암 화학요법이나 방사선치료를 받는 환자들에게서 나타나는 피로와 염증 반응을 줄이는 데 비타민 C가 긍정적인 영향을 미칠 수 있다는 것이다. 고용량 비타민 C가 항염 작용을 통해 염증을 줄여주고 전반적인 건강 상태를 개선함으로써 암환자의 삶의 질을 높이는 데 도움이 될 수 있다는 결과도 보고되었다.

하지만 비타민 C 보충제가 항상 긍정적인 결과를 가져오는 것은 아니다. 일부 연구에서는 비타민 C가 항암치료의 효과를 방해할 수 있다는 우려가 제기되었다. 항암치료의 주요 기전 중 하나는 활성산소를 이용해 암세포를 공격하는 것이다. 그런데 비타민 C와 같은 항산화제는 이 활성산소를 제거하는 역할을 하므로 항암치료의 효과를 저해할 수 있다는 가능성이 있다. 또한 경구로 섭취하는 비타민 C는 고용량을 복용하더라도 혈중농도가 제한적이다. 연구에 따르면, 경구로 섭취한 비타민 C는 체내에서 일정 농도 이상으로 증가하지 않으며 고용량 섭취의 효과는 정맥주사와는 다르게 나타날 수 있다**. 정맥주사로 투여할 경우 혈중 비타민 C 농도가 훨씬 더 높아져 암세포에 선택적으로 작용할 수 있는 것으로 보고되었다. 이 때문에 고용량 비타민 C 주사는 일

---

* Ma Y, Chapman J, Levine M. High-Dose Parenteral Ascorbate Enhanced Chemosensitivity of Ovarian Cancer and Reduced Toxicity of Chemotherapy. Sci Transl Med. 2014 Feb 5;6(222):222ra18.

** Padayatty SJ, Sun H, Wang Y, et al. Vitamin C pharmacokinetics: implications for oral and intravenous use. Ann Int Med. Apr 6 2004;140(7):533-537.

부 암환자들에게 추가적인 치료 옵션으로 고려되기도 하지만, 임상적으로 확립된 치료법으로 사용되기에는 아직 더 많은 연구가 필요하다.

비타민 C는 다른 건강 문제와도 연관이 있는데, 예를 들어 비타민 C가 부족하면 상처 회복이 느려지거나 면역력이 저하될 수 있으며, 심한 경우 괴혈병이라는 질환을 일으킬 수도 있다. 반면, 과도한 비타민 C 섭취는 소화기 문제나 신장결석을 유발할 수 있으므로 적정량의 섭취가 중요하다. 특히 신장 문제가 있거나 옥살산 신장결석의 병력이 있는 사람들은 비타민 C 보충제를 사용하기 전 반드시 의사와 상담해야 한다.

비타민 E

비타민 E는 항산화 역할로 잘 알려진 지용성 비타민으로, 주로 식물성 기름, 계란, 녹색 채소, 통곡물 등에 풍부하게 포함되어 있다. 비타민 E는 세포 손상을 유발하는 활성산소를 제거함으로써 암을 포함한 다양한 질환 예방에 도움을 줄 수 있는 것으로 알려져 있다.

특히 비타민 E가 암환자들에게 긍정적인 영향을 미칠 수 있다는 연구들이 있다. 일부 연구에서는 유방암치료를 받는 환자들에게서 비타민 E가 화학요법으로 인한 신경 손상을 예방하는 데 효과적일 수 있다는 결과가 나왔다[*]. 또한 비타민 E가 방사선치료를 받는 유방암 환자들에게서 방사선 피부염을 예방하는 데 도움이 될 수 있다는 연구도 보고되었다[**]. 이러한 결과는 비타민 E가 항암치료 중 발생하는 부작용을 완화하는 데 유용할 수 있음을 시사한다.

비타민 E의 항염증 작용과 세포 보호 기능이 암 예방에 긍정적인 역할을 할 수 있다는 점도 주목할 만하다. 특히 감마 토코페롤(비타민 E의 한 형태) 형태의 비타민 E는 세포 증식을 억제하고 세포 사멸을 촉진하는 효과가 있는 것으로 보고되었다. 이러한 항암 효과는 비타민 E가 암세포의 성장을 억제하고 전이를 방지하는 데 기여할 수 있다는 점에서 중요한 의미를 가진다. 비타민 E가 폐암과 간암 위험을 줄일 수 있다는 연구 결과도 일부 존재한다. 예를 들어, 식이로 섭취한 토코페롤이 폐암과 간암의 위험을 낮추는 데 기여할 수 있다는 연구가 보고된 바 있다. 비록 더 많은 연구가 필요하지만 비타민 E가 암 예방에 있어 중요한 역할을 할 가능성을 제시하는 긍정적인 결과들이다.

그러나 비타민 E의 효과가 항상 긍정적인 것만은 아니다. 일부 연구에서는 장기적인 비타민 E 보충이 암 위험을 증가시킬 수 있다는 우려도 제기되고 있다. 예를 들어, 전립선암에 관한 연구에서는 비타민 E 보충제가 오히려 전립선암 발생 위험을 높였다는 결과도 있었다[***]. 따라서 비타민 E 보충제를 장기간 사용할 때는 주의가 필요하며, 반드시 전문가와 상담하는 것이 중요하다.

---

[*] Chen J, Shan H, Yang W, et al. Vitamin E for the prevention of chemotherapy-induced peripheral neuropathy: a meta-analysis. Front Pharmacol. 2021;12:684550.

[**] Queiroz Schmidt FM, Serna González CV, Mattar RC, et al. Topical application of a cream containing nanoparticles with vitamin E for radiodermatitis prevention in women with breast cancer: a randomized, triple-blind, controlled pilot trial. Eur J Oncol Nurs. 2022;61:102230.

[***] Klein EA, Thompson IM, Tangen CM, et al. Vitamin E and the Risk of Prostate Cancer. The Selenium and Vitamin E Cancer Prevention Trial (SELECT). JAMA. 2011;306(14):1549-1556.

멜라토닌(Melatonin)

멜라토닌은 인간의 뇌에서 분비되는 호르몬으로 주로 밤에 분비되어 수면을 유도하는 역할을 한다. 흔히 수면 보조제로 잘 알려져 있지만, 최근 연구들은 멜라토닌이 암치료에도 긍정적인 영향을 미칠 수 있다는 사실을 밝혀내고 있다. 연구에 따르면, 멜라토닌은 항산화 효과가 뛰어나 세포 손상을 방지하고 암세포의 성장을 억제하는 데 도움을 줄 수 있다. 동물 실험과 세포 연구에서 멜라토닌이 암세포의 증식을 억제하고 전이를 막는 데 중요한 역할을 한다는 결과가 보고되었다. 특히 유방암과 피부암 모델에서 멜라토닌이 암세포의 성장을 줄이고 전이를 감소시킨다는 연구가 주목받고 있다[*].

멜라토닌은 방사선치료나 화학요법을 받는 암환자들의 부작용을 줄이는 데에도 도움이 될 수 있다. 일부 연구는 멜라토닌이 항암치료로 인해 발생하는 신경 손상, 면역 저하, 그리고 구강 점막염과 같은 부작용을 완화하는 데 긍정적인 효과가 있다고 보고하고 있다. 예를 들어 멜라토닌이 항암치료 중 발생하는 혈소판 감소증이나 피로, 신경독성을 줄여 암환자들의 삶의 질을 향상시킬 수 있다는 것이다. 또한 멜라토닌은 항암치료 후에도 암환자들의 수면의 질을 개선하는 데 도움을 줄 수 있다. 암치료를 받는 환자들은 수면 장애를 자주 경험하는데, 멜

---

[*] Blask E, Wilson ST, Zalatan F. Physiological melatonin inhibition of human breast cancer cell growth in vitro: evidence for a glutathione—mediated pathway. Cancer Res 1997;57:1909—1914.

라토닌 보충제를 통해 수면의 질을 향상시키고 피로감을 줄일 수 있다. 이로 인해 암환자들의 신체적·정신적 회복을 돕는 데 유용한 보조 치료 제로 평가받고 있다.

이처럼 멜라토닌은 단순한 수면 보조제를 넘어 암치료에서 중요한 역할을 할 수 있는 가능성을 보여주고 있다. 앞으로 더 많은 연구를 통해 멜라토닌이 항암치료에서 어떤 구체적인 효과를 발휘할 수 있을지에 대한 추가적인 증거가 필요하지만, 지금까지의 연구 결과는 멜라토닌이 암치료 보조제로서 유망한 잠재력을 지니고 있음을 시사하고 있다.

아슈와간다(Ashwagandha)

아슈와간다는 인도 전통의학 아유르베다에서 오랫동안 사용되어 온 허브로, 주로 스트레스 완화, 피로 해소, 면역력 증진 등 다양한 건강상의 이점이 있는 것으로 알려져 있다. 특히 최근 연구에서는 아슈와간다가 암치료에 긍정적인 영향을 미칠 수 있다는 가능성이 주목받고 있다. 실험실 연구에 따르면, 아슈와간다에 포함된 성분인 위타페린 A(Withaferin A)가 다양한 암세포주에서 항암 효과를 나타내며, 특히 유방암, 폐암, 대장암 세포를 대상으로 한 실험에서 암세포의 성장을 억제하고 세포 자멸(Apoptosis)을 촉진하는 결과를 보여주었다. 이 성분은 암세포의 미토콘드리아 기능을 방해하고 산화 스트레스를 증가시켜 암세포를 파괴하는 작용을 한다.

또한 아슈와간다는 항산화 및 면역 조절 효과가 있어 방사선치료나 항암 화학요법 중 발생할 수 있는 부작용을 줄이는 데 도움이 될 수 있다. 일부 연구에서는 아슈와간다가 항암치료 중 발생하는 백혈구 감소증을 예방하거나 완화하는 데 효과적일 수 있음을 보여주었다. 이뿐만 아니라 방사선치료의 효과를 높이고 암환자의 피로감을 줄여주는 역할도 할 수 있다고 보고되었다. 특히 유방암 환자들을 대상으로 한 소규모 임상시험에서는 아슈와간다 섭취가 항암 화학요법으로 인한 피로를 감소시키고 삶의 질을 개선하는 데 긍정적인 영향을 미친 것으로 나타났다*. 그러나 이러한 연구들은 아직 초기 단계에 있으며 더 많은 임상 연구를 통해 그 효과를 확실히 검증할 필요가 있다.

아슈와간다는 암치료에 있어 항암 작용뿐만 아니라, 염증 억제와 면역력 강화에도 효과가 있다. 이러한 복합적인 특성 덕분에 아슈와간다는 암환자들에게 자연적인 보조 치료제로서의 가능성을 보여주고 있다. 결론적으로, 아슈와간다는 암치료와 관련된 여러 연구에서 긍정적인 결과를 보이고 있으며 항암 효과와 함께 치료 중 부작용을 완화하는 데 도움을 줄 수 있는 잠재력이 있다.

---

* Biswal BM, Sulaiman SA, Ismail HC, et al. Effect of Withania somnifera (Ashwagandha) on the development of chemotherapy-induced fatigue and quality of life in breast cancer patients. Integr Cancer Ther. 2013;12(4):312-322.

베르베린(Berberine)

베르베린은 전통의학과 아유르베다에서 오랫동안 사용되어온 알 칼로이드 성분으로 여러 식물에서 추출된다. 대표적으로 매자나무 (Barberry), 황련(Goldthread), 골든실(Goldenseal) 등이 베르베린의 주요 공급 원천이다. 이 성분은 항균, 항염, 항산화 효과가 뛰어나며 주로 감염, 설사, 염증성 질환을 치료하는 데 사용된다.

최근 연구에 따르면, 베르베린은 당뇨병, 고지혈증, 고혈압 등 대사 질환에도 긍정적인 영향을 미칠 수 있는 것으로 알려져 있으며, 특히 암 예방 및 치료와 관련하여 베르베린의 잠재력이 점차 주목받고 있다. 초기 연구에 따르면, 베르베린은 대장선종의 재발 위험을 줄이는 데 효과적일 수 있으며, 폴립 제거 후 암 예방(화학적 예방) 보조제로 유용할 수 있다는 가능성이 제기되었다. 또한 일부 실험실 연구에서는 베르베린이 암세포의 성장을 억제하고, 암세포가 자멸하도록 유도하는 세포 자멸을 촉진하는 효과가 있는 것으로 밝혀졌다[*].

베르베린의 항암 효과는 항염증 작용과도 밀접한 관련이 있다. 연구에 따르면, 베르베린은 염증성 마커와 세포 접착 분자의 수치를 낮추어 염증 반응을 억제할 수 있으며, 이는 암의 발생과 진행을 막는 데 중요

---

[*] Xu J, Long Y, Ni L, et al. Anticancer effect of berberine based on experimental animal models of various cancers: a systematic review and meta-analysis. BMC Cancer. Jun 17 2019;19(1):589.

한 역할을 할 수 있다. 또한 베르베린은 항산화제로서 세포 손상을 줄이고, 세포의 유전자 변이를 억제함으로써 암 예방 효과를 기대할 수 있다. 베르베린은 구체적인 암 예방 연구에서도 긍정적인 신호를 보인다. 예를 들어 베르베린은 유방암과 대장암 같은 특정 암 유형에서 암세포의 성장을 억제할 수 있다는 실험 결과가 있다. 특히 간암 환자에서 베르베린은 수술 후 항산화 능력을 증가시키고 염증성 마커를 감소시키는 것으로 보고되었다. 그러나 아직 베르베린의 항암 효과에 관한 연구는 초기 단계에 있으며, 더 많은 임상 연구가 필요하다.

코디세핀(Cordycepin)

코디세핀은 동충하초(Cordyceps)라는 버섯에서 추출된 활성 성분으로, 특히 암치료와 관련해 주목받고 있다. 동충하초는 주로 추운 기후에서 발견되며 고대부터 피로 해소, 면역력 강화, 호흡기 질환 등을 치료하는 데 널리 사용되어왔다. 최근 연구에서는 코디세핀이 항암 작용을 통해 암세포의 성장을 억제하고 암치료에 도움을 줄 수 있는 가능성이 제기되었다.

실험실 연구에 따르면, 코디세핀은 종양 세포의 자멸사를 유도하고 MHC 클래스 II 항원(외부 항원 제시 단백질)의 발현을 억제함으로써 면역 반응을 활성화시키는 효과가 있는 것으로 나타났다. 특히 비소세포폐암과 같은 특정 암 유형에서 항암제 시스플라틴(cisplatin)과 함께 사용했을 때 암세포에 대한 세포 독성이 증가하는 효과가 관찰되었다. 이는 기존 항암치료의 효과를 높일 수 있다는 점에서 주목할 만하다.

또한 코디세핀은 방사선 보호 효과도 지니고 있어 방사선치료를 받는 환자들에게 방사선으로 인한 부작용을 줄여줄 가능성도 있다*. 실험 동물 연구에서 코디세핀이 방사선으로 인한 백혈구 감소증을 완화하는 데 도움을 준다는 결과도 보고되었다. 이는 암치료 중 면역력이 저하된 환자들에게 중요한 도움이 될 수 있다. 이처럼 코디세핀은 암치료 보조제로서 다양한 가능성을 보여주고 있지만, 현재까지의 연구는 주로 실험실 및 동물 연구에 국한되어 있다. 따라서 암 환자에게서 코디세핀의 효능과 안전성을 확인하기 위한 추가적인 임상 연구가 필요하다.

미슬토(Mistletoe)

미슬토는 반기생식물로 다양한 나무에서 자라며 전통적으로 암, 에이즈, 발작, 관절염 등의 치료에 사용되어왔다. 특히 암치료와 관련해서 미슬토 추출물은 항암제의 부작용을 줄이고 환자의 삶의 질을 개선하는 데 도움을 줄 수 있는 것으로 알려져 있다. 연구에 따르면, 미슬토 추출물은 유방암·췌장암·폐암·대장암 등 여러 암환자들에게서 화학요법과 방사선치료로 인한 부작용을 완화하는 데 기여할 수 있다. 특히

---

* Liu WC, Wang SC, Tsai ML, et al. Protection against radiation−induced bone marrow and intestinal injuries by Cordyceps sinensis, a Chinese herbal medicine. Radiat Res. 2006 Dec;166(6):900−907

구토, 피로, 면역력 저하와 같은 문제를 개선하고 삶의 질을 높여줄 수 있다는 보고가 있다. 일부 연구에서는 미슬토가 생존율을 연장하는 데에도 효과가 있을 수 있다고 제안하지만, 그 결과는 혼재되어 있어 추가 연구가 필요하다.

미슬토의 항암 효과는 주로 미슬토 렉틴이라는 성분에서 비롯되는데 이 렉틴은 세포 내 리보솜을 비활성화하고 세포 자멸사를 유도하는 기능을 한다. 또한 면역세포의 활성을 자극하고 사멸성 종양 괴사 인자(TNF-α)와 인터류킨(IL-1, IL-2, IL-6)과 같은 사이토카인의 분비를 촉진해 암세포에 대한 면역반응을 강화할 수 있다. 미슬토는 또한 항염증과 면역 자극 효과가 있는 것으로 나타났으며, 동물 실험에서는 악성 흑색종과 같은 암에서 종양 성장 억제와 혈관 생성 감소를 통해 항암 효과를 보였다. 특히 트리테르펜(triterpene)이 함유된 미슬토 추출물은 세포 자멸사를 유도하는 데 가장 강력한 효과를 나타냈다.[*]

미슬토 치료가 암환자들의 삶의 질을 개선하고 면역반응을 자극하는 이유는 이러한 면역 체계 활성화와 관련이 있을 수 있다. 다만 미슬토는 독성이 있을 수 있어 부작용으로 발열, 오한, 주사 부위 염증 등이 보고된 바 있으며 고용량 사용 시 주의가 필요하다. 현재까지의 연구는 미슬토가 암환자들의 치료 보조제로서 긍정적인 잠재력을 가지고 있음

---

[*] Delebinski CI, Jaeger S, Kemnitz-Hassanin K, et al. A new development of triterpene acid-containing extracts from Viscum album L. displays synergistic induction of apoptosis in acute lymphoblastic leukaemia. Cell Prolif. Apr 2012;45(2):176-187.

을 시사하지만, 그 효과와 안전성을 확인하기 위한 대규모 임상 연구가
더 필요하다.

5-HTP(5-Hydroxytryptophan)

5-HTP는 '행복 호르몬'이라 불리는 세로토닌을 만드는 데 꼭 필요
한 물질이다. 우리 몸은 음식에서 얻은 트립토판이라는 아미노산을 이
용해 5-HTP를 만들고 이것이 다시 세로토닌과 멜라토닌(수면 호르몬)으
로 전환된다. 그런데 스트레스가 많거나 몸의 대사 상태가 좋지 않으면
이 전환이 원활하지 않을 수 있다. 그래서 사람들은 이 과정을 건너뛰
고 바로 5-HTP를 보충해 세로토닌 생성을 돕고자 한다.

이 5-HTP는 아프리카에서 자라는 식물인 '그리포니아 심플리시폴
리아'라는 식물의 씨앗에서 자연적으로 추출된다. 실제로 5-HTP는 우
울감, 불안, 수면장애에 도움이 될 수 있다는 연구들이 있어 많은 사람
들이 건강보조식품으로 활용하고 있다. 몇몇 연구에 따르면 5-HTP는
우울증 완화에 효과를 보이기도 했고, 어떤 경우에는 흔히 사용되는 항
우울제인 플루옥세틴(푸로작)과 비슷한 효과를 냈다는 보고도 있다*. 불
안 감소에 긍정적인 반응을 보였다는 연구도 있으며, 특히 밤에 잠이

---

* Jangid P, Malik P, Singh P, et al. Comparative study of efficacy of l-5-hydroxytryptophan
  and fluoxetine in patients presenting with first depressive episode. Asian J Psychiatr. Feb
  2013;6(1):29-34.

오지 않거나 깊이 잠들지 못하는 사람들에게 도움을 줄 수 있다는 점이 주목받고 있다.

이외에도 5-HTP는 식욕을 줄이고 체중 감량을 도울 수 있다는 연구도 있다. 일부 연구에서는 5-HTP를 복용한 사람들이 포만감을 더 빨리 느끼고, 실제로 먹는 양이 줄었다는 결과가 있었다[*]. 또 섬유근육통 환자들에게서 통증이나 피로 증상이 줄어들었다는 보고도 있어 만성질환 환자들의 삶의 질 향상에도 도움이 될 가능성이 제기되고 있다[**].

하지만 모든 사람에게 좋은 결과만 있는 것은 아니다. 5-HTP는 뇌에서 세로토닌을 증가시키기 때문에 이미 항우울제를 복용하고 있는 사람이라면 세로토닌 과다로 인한 '세로토닌 증후군'이 나타날 수 있다. 이 증후군은 발열, 근육 경련, 혼란, 빠른 심장 박동 등을 유발할 수 있는 위험한 상태다. 또한 일부 사람들에게는 소화 불편, 메스꺼움, 졸림 같은 부작용이 있을 수 있다. 특히 기존에 정신과 약물이나 진통제, 수면제 등을 복용 중인 사람은 반드시 전문가와 상의한 후 사용해야 한다.

---

[*] Rondanelli M, Klersy C, Iadarola P, et al. Satiety and amino-acid profile in overweight women after a new treatment using a natural plant extract sublingual spray formulation. Int J Obes (Lond). Oct 2009;33(10):1174-1182.

[**] Caruso I, Sarzi Puttini P, Cazzola M, et al. Double-blind study of 5-hydroxytryptophan versus placebo in the treatment of primary fibromyalgia syndrome. J Int Med Res. May-Jun 1990;18(3):201-209.

결론적으로 5-HTP는 기분을 개선하고 불안과 수면장애를 완화하는 데 자연스럽운 도움을 줄 수 있는 가능성이 있는 성분이다. 하지만 모든 사람에게 맞는 것은 아니며, 특히 다른 약을 함께 복용 중인 경우에는 신중한 선택이 필요하다. 현재까지의 연구는 희망적인 부분도 많지만 좀 더 큰 규모의 연구가 필요한 단계다.

성분명	주요 효능	암 관련 연구 결과	주의사항
코엔자임Q10 (CoQ10)	에너지 생성, 항산화	유방암, 간암 환자에서 항산화 능력 개선 보고	와파린 상호작용, 항암치료 효과 방해 가능성 제기
비타민 C	면역 강화, 항산화	고용량 정맥 투여 시 항암 효과 가능성, 부작용 완화	고용량 경구 복용 효과 제한, 신장결석 주의
비타민 E	항산화, 신경보호	화학요법 부작용(신경 손상, 피부염 등) 완화 가능성	전립선암 위험 증가 가능성 보고
멜라토닌 (Melatonin)	수면 개선, 항산화	유방암 등 암세포 성장 억제, 부작용 감소에 도움	졸림 등 경미한 부작용, 더 많은 임상 연구 필요
아슈와간다 (Ashwagandha)	스트레스 완화, 항암	위타페린 A가 세포 자멸 유도, 피로 개선 보고	초기 임상 단계, 효과 검증 위한 연구 필요
베르베린 (Berberine)	항염, 항산화, 대사 개선	대장암 등 암세포 성장 억제, 재발 예방 가능성	초기 연구 단계, 임상 근거 부족
코디세핀 (Cordycepin)	면역 조절, 항암	세포 자멸 유도, 방사선 보호 가능성 보고	대부분 동물·세포 실험, 임상 연구 필요
미슬토 (Mistletoe)	면역 자극, 삶의 질 개선	항암치료 부작용 완화, 생존율 향상 가능성	고용량 시 독성 가능성, 임상 근거 혼재
5-HTP	세로토닌 생성, 기분 개선	우울, 불면, 체중 감소 등에 긍정적 반응	항우울제 병용 시 세로토닌 증후군 위험

〈MSKCC 주요 건강보조식품 요약〉

암의 예방과 치료를 위한 건강보조식품의 효과와 주의사항

암의 예방을 위한 건강보조식품

암 예방을 위해 건강보조식품을 복용하는 사람들은 많다. 특히 항산화제에 관한 관심이 높은데, 항산화제는 활성산소로 인한 세포 손상을 막아 암을 예방할 수 있다고 알려져 있다. 활성산소는 체내 대사 과정에서 자연스럽게 생성되는 화학물질로, 이 물질이 세포의 DNA와 상호작용해 손상을 일으키고 암을 유발할 수 있다. 비타민 C나 피크노제놀과 같은 항산화 성분은 이러한 활성산소의 작용을 억제하는 효과가 있다고 보고되어왔다.

그러나 항산화제가 암을 예방하는 데 실제로 효과가 있는지는 아직 명확한 과학적 증거가 부족하다. 일부 사람들은 항산화제가 풍부한 식단이 암 예방에 도움이 될 것이라고 믿지만, 건강보조식품 형태로 섭취하는 항산화제가 실제로 암 발생률을 줄일 수 있다는 결정적인 연구 결과는 없다. 오히려 일부 연구에서는 항산화제의 과다 섭취가 특정 암의 위험을 증가시킬 수 있다고 경고하고 있다. 예를 들어, 베타카로틴(비타민 A로 변환되는 항산화 색소)의 과다 섭취는 흡연자들 사이에서 폐암 위험을 높이는 것으로 알려져 있다.

또한 멀티비타민을 복용해 암을 예방하려는 시도도 효과가 불분명하다. 대부분의 연구는 멀티비타민이 암 예방에 큰 영향을 미치지 않는다는 결론을 내렸으며, 일부 연구에서는 오히려 특정 암의 위험을 높일 수 있다는 결과도 나타났다. 그러나 최근 〈미국의사협회저널(Journal of the American Medical Association)〉에 발표된 연구에 따르면, 남성 암 생존자들이 멀티비타민을 복용했을 때 암 발생률이 낮아졌다는 긍정적인 결과도 있었다[*].

이렇듯 암 예방을 위한 건강보조식품의 효과는 사람마다, 상황마다 다를 수 있다. 일반적으로 건강한 식단을 유지하는 것이 가장 효과적인 암 예방 방법으로 권장되며, 건강보조식품을 통해 항산화제나 비타민을 섭취할 때는 신중함이 필요하다.

---

[*] Gaziano JM, Sesso HD, Christen WG, et al. Multivitamins in the Prevention of Cancer in Men: The Physicians' Health Study II Randomized Controlled Trial. JAMA. 2012;308(18):1871-1880.

항암치료에 도움을 주는 건강보조식품

많은 항암제는 식물에서 추출된 성분으로 만들어져 있다. 실제로 암치료에 사용되는 여러 항암제는 식물성 원료에서 유래된 약물들로 엄격한 임상시험을 거쳐 안전성과 효능이 입증된 경우가 많다. 그러나 약국에서 판매되는 대부분의 건강보조식품과 허브는 암치료에 적용하기 위해 충분한 연구가 진행되지 않은 경우가 많다. 예를 들어, 강황이나 약용 버섯 같은 일부 보조식품은 실험실 연구에서 항암 효과를 보여주었지만 이러한 결과가 사람에게 동일하게 적용된다는 보장은 없다. 더구나, 이러한 성분들의 최적 복용량이 확실히 정립되지 않은 경우도 많아 섣불리 사용하기 어려운 경우가 있다.

항암치료 중 허브나 건강보조식품을 안전하게 사용할 수 있을지에 대한 의문은 많다. 실제로 많은 건강보조식품은 항암제와 함께 사용했을 때 그 상호작용이 명확히 밝혀지지 않았다. 여러 연구자들은 보조식품이 암치료에 긍정적인 영향을 줄 수 있다고 기대하지만, 대부분의 종양 전문의는 화학요법을 받는 동안 특정 건강보조식품을 피할 것을 권장하고 있다. 이는 보조식품이 화학요법 약물과 상호작용을 일으켜 치료 효과를 떨어뜨리거나 부작용을 증폭시킬 수 있기 때문이다.

예를 들어, 일부 허브는 화학요법 약물의 대사 과정에 영향을 미칠 수 있다. 어떤 허브는 약물의 분해를 방해해 혈중농도를 높여 독성을 증가시킬 수 있으며, 반대로 약물의 효능을 감소시켜 치료 효과를 떨어뜨릴 수도 있다. 또 다른 허브는 출혈을 유발하거나 심화시켜 화학요법의 부작용을 악화시킬 수 있다. 그러나 일상적으로 요리에 사용되는 향신료나 허브는 소량 섭취할 경우 비교적 안전하다. 음식의 맛을 내기 위해 사용하는 정도의 양은 대체로 문제가 없지만, 특정 허브를 대량으로 장기간 섭취할 경우 부작용이 발생할 수 있다. 예를 들어, 마늘은 많이 섭취했을 때 출혈 위험이 커질 수 있어 수술 후 환자에게는 주의가 필요하다. 따라서 암치료 중 건강보조식품을 복용할 계획이 있다면, 반드시 의사나 전문가와 상의하여 안전한 복용 방법을 결정하는 것이 중요하다.

암치료 부작용을 완화하는 건강보조식품

암치료 중 발생하는 부작용을 줄이기 위해 여러 건강보조식품이 사용될 수 있다. 그러나 그 효과와 안전성에 대한 연구가 충분하지 않아 신중한 접근이 필요하다. 항산화제는 암치료 중 부작용을 줄이기 위해 자주 언급되지만 항암치료와의 상호작용이 불분명하다. 일부 연구에서는 항산화제가 화학요법이나 방사선치료로 인해 손상된 세포를 보호할 수 있다고 하지만 동시에 이 항산화제들이 암세포를 제거하는 항암제의 효과를 약화시킬 수 있다는 우려도 있다. 따라서 항암치료 중 항산화제를 복용하는 것은 피하는 것이 좋다. 또한 황기(Astragalus) 같은 일부 한약 성분은 면역 조절 효과가 있어 화학요법으로 인한 부작용을 줄이는 데 도움을 줄 수 있다는 연구 결과도 있다. 하지만 이러한 보조식품이 모든 환자에게 적합한 것은 아니며, 안전성과 효과를 확실히 입증하기 위해서는 더 큰 규모의 임상시험이 필요하다.

말초신경병증(화학요법으로 인해 발생하는 말초신경 손상 증상)에 대해서는 글루타민, 비타민 B, 비타민 E, 알파-리포산과 같은 영양 보충제가 연구된 바 있다. 일부 임상시험에서는 글루타민이 말초신경병증의 발생 빈도와 심각도를 줄이는 데 효과적일 수 있다고 보고했다. 또한 침치료가 통증을 완화하고 신경 기능을 개선하는 데 도움을 줄 수 있다는 예비 연구들도 있다. 하지만 더 많은 연구가 필요하다. 탈모 역시 화학요법의 일반적인 부작용 중 하나이지만, 현재로서는 머리카락 재성장에 도움이 되는 허브나 보조식품에 대한 과학적 근거는 없다. 구강건조증(xerostomia)은 두경부 암환자들이 수술이나 방사선치료 후 자주 겪는 증상이다. 처방약을 통해 증상을 완화할 수 있지만, 이는 종종 다른 부작용을 동반할 수 있다. 현재 침치료가 이러한 구강건조증을 안전하고 효과적으로 해결하는 데 도움을 줄 수 있다는 강력한 증거가 있다.

마지막으로, 식물성 에스트로겐(예 : 콩, 붉은토끼풀, 아마 씨, 당귀 등)은 여성호르몬과 유사한 작용을 한다. 그러나 에스트로겐 수용체 양성 유방암 환자들은 이러한 식물성 에스트로겐의 사용에 주의해야 한다. 일부 동물 실험에서는 콩 성분이 유방암 세포의 성장을 자극할 수 있다고 보고되었으며, 타목시펜과 같은 유방암치료제의 효과를 저해할 수 있다는 우려도 있다. 그러나 역학 연구에서는 콩 식품이 유방암 위험을 줄이고 생존율에 긍정적인 영향을 미칠 수 있다고 보고되고 있다. 일반적으로는 콩 식품의 적당한 섭취는 괜찮지만 콩 보충제 같은 고농축 형태의 제품은 피하는 것이 좋다.

건강보조식품과 약물 상호작용

건강보조식품은 자연에서 유래한 성분으로 만들어졌다고 해서 항상 안전한 것은 아니다. 많은 식물 성분이 몸에서 약물이 처리되는 방식 즉 약물의 대사에 영향을 미칠 수 있어 예상치 못한 부작용을 초래할 수 있다. 예를 들어, 특정 건강보조식품이 약물의 대사를 촉진하면 약물의 혈중농도가 낮아져 치료 효과를 감소시킬 수 있다. 반대로 보조식품이 약물의 대사를 방해할 경우, 약물의 농도가 지나치게 높아져 독성이나 부작용을 일으킬 위험이 있다.

특히 항응고제를 복용하는 환자들은 더욱 주의해야 한다. 항응고제는 혈액을 묽게 만들어 혈전 생성을 방지하는 약물인데, 치료 범위가 매우 좁기 때문에 건강보조식품과의 상호작용이 큰 영향을 미칠 수 있다. 예를 들어, 생강·마늘·강황 같은 성분은 항응고제의 효과를 증가시켜 출혈 위험을 높일 수 있다. 반대로 비타민 K가 풍부한 채소는 항응고제의 효과를 감소시켜 혈전 위험을 증가시킬 수 있다. 따라서 항암제를 포함한 모든 처방약을 복용 중인 환자는 건강보조식품을 복용하기 전에 반드시 의사나 약사와 상의하는 것이 중요하다. 건강보조식품이 약물의 치료 효과를 방해하거나 예상치 못한 부작용을 초래할 수 있기 때문이다. 자신의 치료 계획에 맞는 적절한 선택을 위해서는 전문가와의 상담이 필수다.

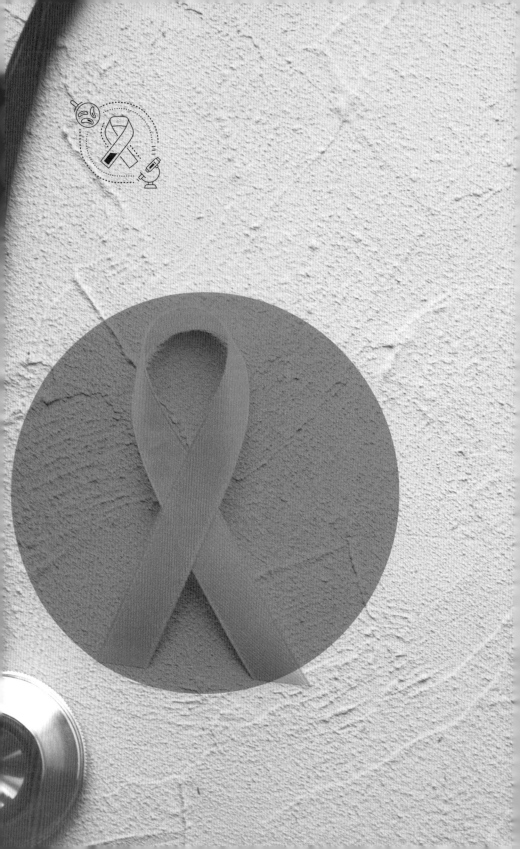

제4장

뉴욕으로 간 허준

우연히 찾아온 기회

나는 유화승 교수님과의 만남 이후로 한국의 통합의학, 특히 통합암 치료의 전문가가 되고자 하는 꿈을 가지게 되었다. 이를 위해 미국의 3 대 암센터라 불리는 곳에서 통합암치료에 대한 최신 경향을 학습하고 연구 기법을 배우고 싶었지만, 그곳과 어떻게 연락을 하고 방문할 수 있는지에 대한 구체적인 방법을 몰라 막연히 동경만 하고 있었다. 그러 던 중 우연히 보건복지부에서 수행하는 '바이오메디컬 글로벌 인재양 성 사업'의 공지를 보게 되었다. 이 프로그램은 보건의료 분야에서 뛰어 난 잠재력을 가진 인재들에게 해외 연수 기회를 제공하는 것으로, 내가 꿈꾸던 것을 현실로 만들 수 있는 절호의 기회라는 생각이 들었다. 프 로그램에 대한 정보를 자세히 살펴보니 지원 요건과 선발과정, 그리고 연수 후의 기대 효과까지 명확하게 제시되어 있었다. 무엇보다도 미국의 선도적인 암센터에서 통합의학과 관련된 연구와 임상 경험을 쌓을 수 있는 기회라는 점이 나를 더욱 매료시켰다.

나는 즉시 지원서를 작성하기로 결심했다. 지원서에는 나의 학업 성과, 연구 경험, 그리고 통합암치료에 대한 열정과 비전을 담았다. 특히 유 교수님의 추천서가 큰 힘이 되었다. 교수님은 내가 지금까지 수행한 연구와 앞으로의 목표에 대해 상세히 지도해주셨다. 원래는 유 교수님이 방문 교수로 연수를 하여 인연을 맺은, 미국에서 가장 유명하다는 암센터인 MD 앤더슨에 지원하려고 했다. 교수님은 그곳에서 역서《암을 극복하는 항암생활》의 원저자이자 MD 앤더슨의 통합의학 프로그램 책임자인 로렌조 코헨(Lorenzo Cohen) 박사와 깊은 인연을 가지고 있었다. 유 교수님의 추천으로 나는 코헨 박사에게 연락을 취했고, 긍정적인 답변을 받았다. 코헨 박사는 나의 연구 계획에 큰 관심을 보였고, MD 앤더슨에서의 연수를 흔쾌히 허락해주었다. 그러나 불행히도 코로나19로 인해 MD 앤더슨은 방문 연수에 대한 무기한 금지 조처가 내려졌고, 결국 그곳에 갈 수 없게 되고 말았다. 이 소식을 들었을 때 큰 실망감이 밀려왔다. 꿈에 그리던 기관에서의 연수가 눈앞에서 물거품처럼 사라지다니….

코로나19 펜데믹이 잠잠해지면서 나는 다른 기관을 알아보았는데, 그중 '메모리얼 슬론 케터링 암센터'가 눈에 들어왔다. 이곳은 세계적으로 유명한 암치료와 연구의 선도 기관으로, 통합의학 부서도 매우 활발하게 운영되고 있었다. 나는 메모리얼 슬론 케터링 암센터의 웹사이트와 여러 연구 논문을 통해 그들이 수행하는 통합암치료와 관련된 다양한 연구와 임상 사례들을 살펴보았고, 그들의 접근 방식과 연구 성과에 깊이 매료되었다. 특히 암환자들의 삶의 질을 개선하기 위해 전통의학과 현대의학을 접목하는 통합의학 프로그램이 매우 인상적이었다. 그곳에서 연수를 받는다면 내가 꿈꾸던 통합암치료의 최신 경향을 직접 경험하고 배울 수 있을 것 같았다. 그곳에서의 연수는 나에게 전문적인 지식과 경험을 쌓을 수 있는 절호의 기회였다. 그들의 연구 방법론과 임상 적용 사례들을 배우면 한국의 통합의학 발전에 크게 기여할 수 있을 것이라는 생각이 들었다. 메모리얼 슬론 케터링 암센터에서 연수를 받는 것은 나의 학문적 목표를 달성하는 데 중요한 발판이 될 것이며, 이를 통해 나의 연구와 임상 실습을 한 단계 더 발전시킬 수 있을 것이라고 확신했다.

이런 생각 끝에 나는 통합의학 부서 책임자인 준 마오 박사에게 이메일을 통해 연락을 시도했고, 다행히도 긍정적인 답변을 받았다. 준 마오 박사는 국제 통합암학회를 통해 유 교수님과도 인연이 있었기에 교수님의 소개로 나의 연수 계획을 전달할 수 있었다. 준 마오 박사는 내 연수 계획과 연구 분야에 깊은 관심을 보였고 기꺼이 지원해주기로 하였다. 이를 확인하기 위해 우리는 화상 인터뷰를 진행했다. 화상 인터뷰에는 나와 유화승 교수님, 준 마오 박사, 그리고 준 마오 박사의 연구실에서 일하는 박사후연구원인 밍샤오가 함께 참석했다(밍샤오는 훗날 미국에서 나의 가장 친한 친구가 되었다). 인터뷰에서 나는 나의 연구 목표와 계획에 대해 상세히 설명했다. 통합암치료의 최신 경향을 학습하고, 이를 한국의 통합의학 발전에 어떻게 적용할 수 있을지에 대해 진지하게 이야기했다. 준 마오 박사는 나의 설명을 듣고 긍정적인 반응을 보였으며, 밍샤오도 다양한 질문을 통해 나의 연구 계획을 구체적으로 이해하려고 노력했다. 준 마오 박사는 나의 연구가 메모리얼 슬론 케터링 암센터의 연구 방향과 잘 맞아떨어진다고 평가하였으며, 내 연수 계획을 적극적으로 지원하겠다고 약속함으로써 메모리얼 슬론 케터링 암센터에서 연수를 받을 수 있는 기회가 성립되었다.

준 마오 박사의 추천서를 받은 후 나는 연구계획서를 작성하여 지원서와 함께 '바이오메디컬 글로벌 인재양성 사업'에 제출했다. 연구계획서에는 메모리얼 슬론 케터링 암센터에서 배우고자 하는 구체적인 목표와 계획, 그리고 이를 통해 한국의 통합암치료 발전에 어떻게 기여할 것인지에 관한 내용을 담았다. 계획서 작성에는 많은 시간과 노력이 필요했지만 통합암치료 분야에서 세계적인 선두 주자로 평가받는 메모리얼 슬론 케터링 암센터에서 배울 기회를 얻는다는 생각에 한 치의 망설임도 없었다. 몇 주 후 최종 합격 통보를 받았는데, 그때의 기쁨은 이루 말할 수 없었다. 대학원 박사과정에서의 나의 노력이 결실을 맺은 순간이었다. 이제 세계 최고의 암센터에서 통합암치료의 최신 경향과 방법론을 배울 수 있는 기회를 얻게 된 것이다. 이 연수는 내 연구와 커리어의 새로운 시작이자, 한국의 통합암치료에 기여할 수 있는 중요한 계기가 될 것이라는 기대감도 한껏 밀려왔다.

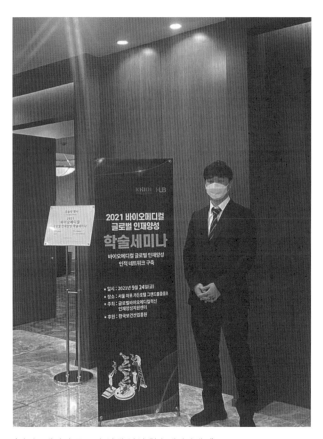

〈바이오메디컬 글로벌 인재 양성 학술세미나에서〉

부푼 꿈을 안고

메모리얼 슬론 케터링 암센터에서의 연수를 위해 가장 먼저 해야 할 일은 방문연구원 비자(J-1 비자)를 준비하는 것이었다. J-1 비자는 주로 연구나 교육 프로그램에 참여하는 사람들을 위한 비자로 신청 과정이 다소 복잡했다. 하지만 메모리얼 슬론 케터링 암센터의 초청장과 준 마오 박사의 추천서가 큰 도움이 되었다. 먼저 비자 신청을 위해 준비해야 할 서류들을 정리했다. 필요한 서류는 다음과 같았다.

• DS-2019 양식 : 이 양식은 메모리얼 슬론 케터링 암센터에서 발급해주는 공식 문서로, 나의 연구 목적과 체류 기간 등이 명시되어 있다. 이 문서를 받는 데 4주 정도가 소요되었다. DS-2019 양식은 J-1 비자 신청의 필수 서류로, 초청 기관에서 발급해주었다.

- DS-160 비자 신청서 : 이 양식은 온라인으로 작성해야 했으며, 기입한 정보를 바탕으로 비자 인터뷰가 진행되었다. 작성 시 주의 사항을 꼼꼼히 확인하면서 모든 정보를 하나하나 정확히 입력했다. 양식을 작성한 후에는 확인 페이지를 출력해두었다.
- 비자 신청 수수료 납부 영수증 : 비자 신청 수수료는 온라인으로 납부하고, 영수증을 출력하여 서류와 함께 준비했다.
- 여권 : 유효기간이 충분히 남아 있는 여권이 필요했다. 비자 유효 기간 동안 유효해야 하기 때문에 만료일을 미리 확인했다.
- 초청장과 추천서 : 메모리얼 슬론 케터링 암센터의 공식 초청장과 준 마오 박사의 추천서를 준비했다. 이 서류들은 나의 연구 계획과 초청 목적을 명확히 설명해주는 중요한 문서가 되었다.
- 재정 증명서 : 체류 기간 동안의 재정적 지원을 증명할 수 있는 서류도 필요했다. 나는 보건복지부의 '바이오메디컬 글로벌 인재양성 사업'에 선정되어 연구비 보증을 받을 수 있었다. 이는 메모리얼 슬론 케터링 암센터의 연수에 추가적인 재정적 보증을 제공하기 위함이었다.

이 모든 서류를 준비한 후 나는 비자 신청을 위한 다음 단계를 진행했다. 먼저 DS-160 양식을 작성하기 위해 온라인으로 접속하여 필요한 정보를 입력했다. DS-160 양식은 비자 신청의 첫 단계로 개인정보와 여행 계획, 배경 정보 등을 상세히 기입해야 했다. 양식을 작성한 후에는 확인 페이지를 출력해두었다. 다음으로 비자 신청 수수료를 납부

했다. 수수료는 온라인으로 납부했고, 납부 후에는 영수증을 출력하여 서류와 함께 준비해두었다. 이 과정에서 납부 영수증을 꼭 보관해야 했다.

서류 준비가 완료된 후 나는 미 대사관에서 비자 인터뷰를 예약했다. 당시 코로나19의 영향으로 비자 인터뷰 절차가 간소화되어 있었다. 미국에 한 번이라도 다녀온 경험이 있는 사람이라면 비자 인터뷰를 면제받을 수 있었지만, 나는 한 번도(심지어 괌도) 가본 적이 없었기 때문에 인터뷰를 해야만 했다. 인터뷰 예약은 온라인으로 진행되었고 가능한 날짜와 시간을 선택하여 예약을 완료했다. 인터뷰 예약 확인서 역시 출력하여 준비 서류에 포함시켰다. 인터뷰를 앞두고 나는 철저한 준비를 했다. 비자 인터뷰는 매우 중요한 단계로, 인터뷰 결과에 따라 비자 승인 여부가 결정된다. 나는 예상 질문들을 미리 정리하고 이에 대한 답변을 연습했다. 또한 인터뷰 때 자신감을 가지고 답변할 수 있도록 반복하여 연습했다.

인터뷰 당일, 나는 준비한 서류를 모두 챙겨 대사관에 도착했다. 대사관 앞에 도착하자마자 느껴지는 긴장감은 이루 말할 수 없었다. 입구를 지나 보안 검사를 받으며 마음을 다잡았다. 대기실에 들어서니 나와 같은 목적을 가진 많은 사람들이 보였다. 그곳에서 차례를 기다리며 준비한 서류들을 다시 한번 확인했다. 중요한 점은 인터뷰 후 여권을 돌려받지 않는 경우 합격이라는 것이었다. 만약 여권과 주황색 서류를 돌려받으면 불합격이며, 여권과 초록색 서류를 돌려받으면 추가 서류를 제출해야 합격할 수 있었다. 대기하는 동안 나의 긴장감은 점점 커져갔다. 내가 서 있던 줄의 영사가 앞서 두 명을 연속으로 불합격시키는 것을 보며 불안이 더해졌다. 하지만 나는 그동안 열심히 준비했기에 스스로를 믿기로 했다. 드디어 인터뷰 차례가 다가왔다. 나는 숨을 깊이 들이마시고 영사 앞에 섰다. 심장이 두근거렸지만, 최대한 침착하게 보이려고 애썼다.

인터뷰는 예상보다 순조롭게 진행되었다. 영사는 나의 서류를 꼼꼼히 확인하며 몇 가지 질문을 했다. 질문은 주로 연구 목적과 체류 계획에 관한 것이었다. 나는 준비한 대로 답변했다. 그러던 중 영사는 내가 한의학을 전공하고 있다는 것을 알게 되었고, 미국 메모리얼 슬론 케터링 암센터에서 한의학에 관한 연구를 한다는 사실에 흥미를 보였다. 영사는 한의학이 암치료에 어떤 역할을 할 수 있는지 굉장히 궁금해했다. '이곳에서도 한의학을 이용한 암치료를 한다고? 어떤 연구를 하는지 궁금하다.'

나는 한의학이 암환자의 통증 관리와 삶의 질 개선에 어떻게 기여할 수 있는지 설명했다. 영사는 깊은 관심을 보이며 고개를 끄덕였다. 인터뷰가 끝나고 영사는 내 여권을 돌려주지 않았다. 이는 합격을 의미했다. 나는 그 순간 엄청난 기쁨과 안도감을 느꼈다. 대사관을 나오며 마음속 깊이 자리한 불안감이 한순간에 사라지고 연수를 향한 첫걸음을 내디딘 것에 대한 희열이 밀려왔다. 드디어 나는 메모리얼 슬론 케터링 암센터에서 연수를 받을 수 있는 기회를 얻게 된 것이다.

기회의 땅, 미국

　비자가 도착하자마자 나는 출국 준비에 더욱 박차를 가했다. 2022년 5월 25일에 비자가 발급되었고, 연수를 시작하기로 한 날짜가 6월 1일이었기 때문에 시간을 낭비할 여유가 없었다. 나는 즉시 비행기표를 예약하고 필요한 물품들을 챙기기 시작했다. 연수 준비는 긴장과 설렘으로 가득했다. 출발 당일 이른 아침부터 서둘러 인천국제공항으로 향했다. 공항에 도착하자마자 출국 수속 절차를 밟기 위해 체크인 카운터로 갔다. 여행 가방을 맡기고 보안 검색을 마친 후 탑승 게이트로 향하는 동안 뉴욕에서의 새로운 시작에 대한 기대감으로 가슴이 두근거렸다. 새로운 도전에 대한 설렘으로 공항에 일찍 도착하여 비행기에 탑승하기 전까지 가족들과 마지막 식사를 하며 인사를 나누고 면세점에서 필요한 물품을 사기도 하며 시간을 보냈다.

탑승이 시작되었고, 나는 비행기에 올랐다. 좌석에 앉아 벨트를 매고 나니 비행기는 서서히 이륙 준비를 했다. 이륙 순간 나는 창밖을 바라보며 내 새로운 여정이 시작됨을 실감했다. 뉴욕까지의 비행은 14시간가량 걸렸다. 긴 비행시간 동안 잠시 눈을 붙이기도 했지만 설렘과 기대감에 깊게 잠들지는 못했다. 뉴욕에서의 생활과 연구를 상상하면서 비행시간은 오히려 금방 지나간 듯했다. 많은 생각과 함께 비행기가 JFK 공항에 도착했다. 입국 심사대를 지나고 수하물을 찾은 후 공항을 나서니 뉴욕의 맑고 깨끗한 공기가 나를 반겼다. 낯선 환경이었지만 그곳에서 내가 이루어낼 새로운 경험들과 성과들에 대한 기대가 나를 더욱 힘차게 했다. 설렘 가득한 마음으로 공항을 나서니 그곳에는 반가운 사람이 기다리고 있었다.

어릴 적 중국에서 유학을 할 때 나의 중학교 단짝이었던 J와 그의 여자 친구가 마중을 나와 있었다. J는 고등학생 때부터 미국 유학을 준비해 미국에서 영주권을 취득해 프로비던스(Providence)에서 살고 있었다. 내가 미국에 간다는 소식을 듣고 멀리 프로비던스에서 3시간가량 운전해 뉴욕 JFK 공항까지 와준 것이었다. 먼 타국에서 오랜 친구를 만난 기쁨은 이루 말할 수 없었다. 우리는 공항에서 반갑게 인사를 나누며 오랜만에 만난 기쁨을 나눴다. 그들은 나의 은행 계좌 개설과 휴대폰 개통, 그리고 숙소에 필요한 물품 구매까지 모두 도와주었다. 이 자리를 빌려 그때 전하지 못한 고마움을 전한다.

"J야, 그때 정말 고마웠어."

내가 배정받은 숙소는 맨해튼과 퀸스 사이에 있는 작은 섬 루스벨트 아일랜드에 있는 메모리얼 슬론 케터링 암센터의 아파트였다. 친구와 저녁 늦게까지 필요한 물품들을 구입하고 저녁 식사 후 숙소에 도착해 프런트 직원에게 신분을 확인받고 키를 받았다. 나의 집은 아파트 1층 가장 앞쪽에 있었으며, 2개의 방과 넓은 거실, 1개의 화장실과 주방이 딸려 있었다. 2인이 쓰는 집이었는데 나 말고 다른 사람은 배정받지 않아 혼자 사용할 수 있었다. 처음으로 숙소 문을 열고 들어갔을 때 약간의 흥분과 안도감이 동시에 밀려왔다. 긴 비행과 하루 종일의 여정 끝에 마침내 도착한 나만의 새로운 공간이었다. 집 안에 들어서자마자 나는 짐을 내려놓고 잠시 주변을 둘러보았다. 거실 한쪽에는 커다란 소파가 놓여 있었고, 주방은 필요한 가전과 도구들이 잘 갖춰져 있었다. 방 안은 생각보다 넓고 깨끗했으며 창문을 통해 보이는 루스벨트 아일랜드의 야경은 뉴욕 생활의 기대감을 한층 더 높여주었다.

처음 느끼는 낯섦과 함께 이곳에서의 생활이 시작된다는 사실에 대한 기대감도 커져갔다. 2개의 방 중 배정받은 침실에 짐을 풀기 시작했다. 옷가지들을 옷장에 정리하고 개인 물품들을 하나씩 배치하면서 이곳이 나의 새로운 보금자리라는 생각에 기분이 잠시 붕 떴다. 오랜만에 만난 친구와의 대화는 시간이 어떻게 가는지 모를 정도로 즐거웠고, 친구와 작별 인사를 나누고 나서야 비로소 혼자만의 시간을 가졌다. 낯선 곳에서의 첫날 밤이었지만, 설렘과 기대감으로 가슴이 벅찼다. 밖으로 나가 맨해튼의 반짝이는 야경을 바라보며, 이곳에서의 생활이 어떻게 펼쳐질지 상상해보았다. 나의 연구와 학업이 성공적으로 이루어지기를, 그리고 이곳에서의 경험이 나를 한층 더 성장시켜주기를 간절히 바라며 그날 밤을 보냈다.

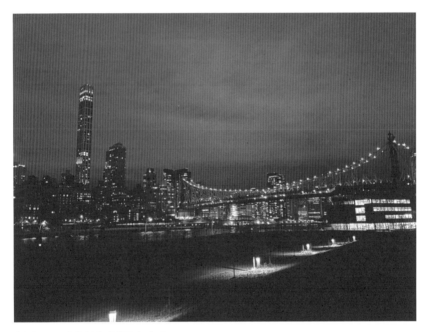

〈첫날 숙소 앞에서 본 맨해튼의 야경〉

메모리얼 슬론 케터링
암센터에서의 첫걸음

메모리얼 슬론 케터링 암센터 통합의학부서 사무실은 뉴욕 맨해튼의 렉싱턴 애비뉴 63번가에 있다. 첫 방문 날 나는 잔뜩 긴장한 모습으로 병원에 도착했다. 준 마오 박사의 비서인 셰리스(Sherice)가 반갑게 맞이해주었고, 그녀의 안내를 받아준 마오 박사와 첫 만남을 가졌다. 준 마오 박사는 매우 친절하고 따뜻하게 나를 환영해주었다. 인사 후 연구실로 들어서니 그곳에는 박사후연구원으로 근무하고 있던 밍샤오, 샤오통, 그리고 카롤리나 브릴이 있었다. 밍샤오는 미국에 오기 전 한국에서 이미 온라인 회의를 통해 함께 연구를 진행해왔기에 친해진 상태였다. 샤오통과 카롤리나는 처음 봤지만, 역시 친근하게 인사를 건네며 나를 환영해주었다. 연구실은 활기차고 진지한 분위기였으며, 그곳에서의 연구와 일상이 어떻게 진행되는지를 어느 정도 짐작할 수 있었다.

첫 만남에서 준 마오 박사는 앞으로의 연수 계획을 상세히 설명해주었다. 내가 연구를 통해 얻고자 하는 목표와 방법론에 대해 진지하게 이야기하며 앞으로의 연구 방향에 대한 조언도 아끼지 않았다. 준 마오 박사는 나의 연구가 메모리얼 슬론 케터링 암센터의 연구 방향과 잘 맞아떨어진다고 평가하면서 이를 통해 내가 큰 성과를 이룰 수 있을 것이라고 격려해주었다. 점심시간이 되어 준 마오 박사와 함께 병원 근처의 레스토랑에서 식사를 하며 이야기를 나누었다. 그는 나에게 연구와 관련된 조언뿐만 아니라, 개인적인 유대감도 쌓을 수 있도록 배려해주었다. 준 마오 박사의 본가는 베이징에 있었는데, 내가 베이징에서 유학했을 당시 살았던 곳과 가까워 서로 공통의 주제를 가지고 이야기할 수 있었다. 오랜 대화를 나누면서 드디어 나의 뉴욕 생활이 시작되었다.

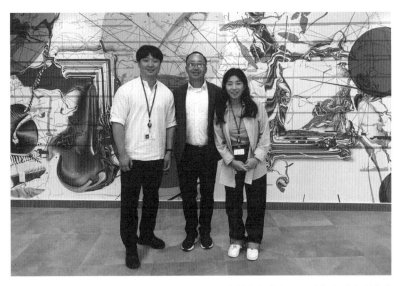

〈메모리얼 슬론 케터링 암센터의 준 마오 박사, 대전대 한의대 박사 동문 곽은빈 박사와 함께〉

메모리얼 슬론 케터링 암센터의 일원이 되기 위한 과정

준 마오 박사와의 만남 이후 나는 정식으로 근무를 시작하기 전에 필요한 여러 가지 절차를 밟아야 했다. 먼저 인사과(Human Resources, HR) 미팅을 통해 근무 조건과 절차에 관한 설명을 들었다. HR 미팅 후에는 직원증을 발급받았는데, 이 직원증은 병원 내 각종 시설과 연구실에 출입하기 위한 중요한 신분증이었다. 출입 권한을 신청하고 승인받기 위해 여러 부서를 방문하고 서류를 작성해야 했다. 또한 메디컬 체크를 받는 과정도 있었다. 이때 예방접종 내역을 제출해야 했는데, 이를 위해 한국에서 미리 준비해온 서류들을 제출했다. 충남대학교 병원에서 수두, 홍역, 수막구균, 파상풍, 백일해, A형과 B형 간염, 폐렴 등 각종 예방접종 내역을 확인받고 의사소견서와 함께 해당 내역을 미국으로 가져왔던 것들이었다. 메디컬 체크는 매우 철저하게 진행되었으며, 필요한 모든 서류를 제출하면서 동시에 검사를 받았다. 이 외에도 약물검사와 기본적인 건강 상태를 확인하는 절차도 있었다.

　모든 검사를 마친 후 병원에서의 안전한 작업 환경을 유지하고 기본적인 규정을 숙지하기 위한 필수 온라인 교육을 이수해야 했다. 교육은 약 20시간 분량으로 구성되어 있었으며 중간중간 퀴즈를 통해 학습 내용을 확인하는 과정이 포함되어 있었다. 이 교육은 병원에서의 긴급 상황 대처법, 연구 윤리, 정보 보호, 안전 수칙 등에 관한 내용을 다루며, 메모리얼 슬론 케터링 암센터의 일원이 되기 위한 기본적인 책임과 역할을 이해하도록 돕는 중요한 과정이었다. 온라인 교육을 이수하는 동안 나는 이곳의 시스템이 얼마나 체계적으로 운영되고 있는지를 새삼 실감할 수 있었다. 각 과정은 실제 현장에서 발생할 수 있는 상황들을

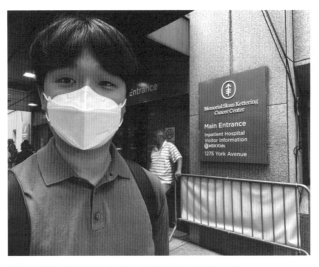

〈첫날, 직원증을 발급받기 위해 메인 빌딩을 방문한 모습〉

가정해 현실감 있게 구성되어 있었고, 이를 통해 내가 맡게 될 업무와 환경에 대해 더욱 깊이 이해할 수 있었다. 3일간의 교육을 마치고 나니 비로소 병원의 일원으로서의 준비를 마쳤다는 안도감과 동시에 새로운 시작에 대한 설렘이 밀려오기 시작했다.

첫 미팅의 떨림

메모리얼 슬론 케터링 암센터에서의 근무는 매주 화요일에 진행되는 정기 미팅을 중심으로 이루어졌다. 첫 미팅 날 아침, 나는 약간의 긴장감과 설렘이 뒤섞인 감정으로 연구실에 들어섰다. 세계적으로 저명한 연구자들이 모여 있는 자리에서 나의 역할을 어떻게 수행할 수 있을지에 대한 설렘과 동시에 영어로 진행될 미팅에 대한 걱정도 있었다. 회의실에 들어서자 이미 여러 연구자들이 자리를 잡고 있었고, 준 마오 박사가 회의를 주재할 준비를 하는 중이었다. 나는 조용히 자리에 앉아 첫 미팅을 기다렸다. 연구자들은 자신의 연구 진행 상황을 차례대로 발표하기 시작했다. 발표자들은 자신들의 연구 결과를 논리적으로 설명했고, 준 마오 박사는 그들의 발표에 대해 날카로운 피드백을 덧붙이면서도 격려를 아끼지 않았다. 영어로 진행되는 그들의 발표를 이해하는 데에는 다소 시간이 걸렸으나 기대했던 대로 이곳의 연구 깊이와 수준에 감탄하지 않을 수 없었다.

내 역할은 처음에 연구자들의 진행 상황을 듣고 그들의 연구를 지원하는 것이었다. 그러나 영어로 발표하고 토론하는 것이 생각보다 어렵게 느껴졌다. 나 자신이 충분히 준비되었는지에 대한 불안감이 머리를 스쳤지만, 내가 여기까지 온 이유를 생각하며 마음을 다잡았다. 준 마오 박사는 내가 어떻게 이 팀에 기여할 수 있을지에 대해 구체적으로 설명해주었다. 나는 각 연구자들과 어떻게 협력할 수 있을지 고민하며 앞으로의 역할을 점차 확립해나갔다. 미팅이 끝난 후 나는 일주일 동안 주어진 연구 과제를 수행하며 피드백을 반영해 연구 방향을 조정하는 일을 했다. 매주 화요일이 다가올수록 약간의 긴장감이 있었지만, 그만큼 연구에 대한 열정도 함께 커져갔다. 발표를 준비하면서 연구한 내용을 명확하게 전달하는 법을 익혔고, 동료 연구자들과의 상호 협동을 통해 암치료와 통합의학 분야에 대한 통찰을 깊게 다질 수 있었다.

매주 반복되는 이 과정은 나에게 연구자로서의 자부심과 동시에 계속해서 성장할 수 있는 동기를 부여해주었다. 첫 미팅에서 느꼈던 떨림은 연구에 대한 기대로 바뀌었고, 나는 매주 새로운 도전을 기대하게 되었다. 내가 그곳에서 만난 연구자들과 함께 진행한 연구들은 다음과 같다.

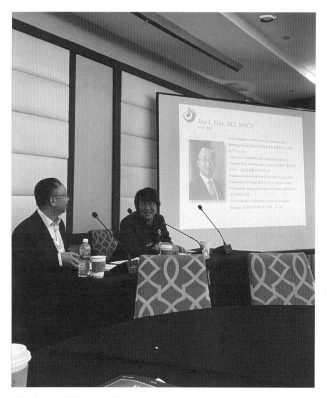

〈준 마오 박사의 연구 주제 발표 모습〉

수면의 질을 높여주는 한약, 산조인 연구 참여

　메모리얼 슬론 케터링 암센터에서의 첫 미팅 이후 처음으로 참여한 연구는 암환자들의 수면의 질을 개선하기 위해 전통 한약재인 산조인 사용에 관한 것이었다. 산조인은 우리에게 흔히 대추 씨로 알려져 있으며, 수세기 동안 아시아에서 불면증 치료에 널리 사용되어 온 약재이다. 이 연구는 내가 한국에서 연수를 준비하던 때 출국 전에 온라인으로 먼저 참여했던 프로젝트였는데, 뉴욕에 도착한 후 연구진들과 직접 만나 본격적으로 진행하게 된 것이었다. 이 프로젝트는 내가 메모리얼 슬론 케터링 암센터에서 수행한 첫 연구였다는 점에서 특별하고 의미가 깊었다.

　이 연구는 메모리얼 슬론 케터링 암센터 통합의학 부서의 밍샤오 박사가 주도한 프로젝트였다. 밍샤오 박사는 중국 쓰촨성 청두 중의약 대학에서 중의학 학사와 석사를 마치고 침구추나 분야에서 의학박사 학위를 취득했다. 박사과정 중에는 미국 캘리포니아 대학교 데이비스 캠퍼스에서 대사체학 관련 공동 연구를 수행하며 학문적 역량을 더욱 확장시켰다고 하였다. 그는 메모리얼 슬론 케터링 암센터에서 박사후연구원으로 근무하며 근거 기반 통합의학과 암환자를 위한 정밀 의료 및 통합암치료 연구에 주력하고 있었다. 밍샤오 박사는 이 연구의 총책임자로서 프로젝트의 방향을 설정하고 세부 연구 계획을 수립하는 역할을 맡았다. 나는 그의 지도를 받으며 연구를 수행하는 과정에서 산조인의 효과를 분석하고 이를 바탕으로 데이터를 정리하는 실무를 담당했다.

연구를 함께 진행한 동료들은 밍샤오 외에도 왕후이, 장리리, 장푸룽, 샤오퉁 등 중국에서 온 연구원들이 있었다. 이들과는 이미 한국에서 온라인 미팅을 통해 여러 차례 얼굴을 익혔지만, 뉴욕에서 직접 만나게 되면서 실질적인 협업의 결실을 함께 이뤄갈 수 있어 더욱 친밀감을 느꼈다. 밍샤오와 샤오퉁은 특히 나를 따뜻하게 맞아주었고, 덕분에 처음 만남의 어색함은 금세 사라졌다.

연구의 목적은 산조인이 암환자들의 수면 문제를 개선하는 데 얼마나 효과적인지를 분석하는 것이었다. 암환자들은 불면증이나 수면 장애로 고통받는 경우가 많지만, 기존의 치료법들은 부작용이 크거나 효과가 제한적일 수 있다. 그래서 우리는 오래전부터 아시아에서 사용되어 온 산조인이 이런 문제를 해결하는 데 도움을 줄 수 있을지 알아보기로 했다.

연구 방법은 비교적 간단하면서도 체계적이었다. 먼저, 우리는 주요 학술 데이터베이스에서 2021년 10월까지 발표된 산조인 관련 연구를 모두 검색했다. 특히 산조인이 수면의 질에 미치는 영향을 위약(僞藥, 가짜 약)이나 기존의 약물 혹은 인지 행동 치료와 비교한 연구를 찾아냈다. 이후 우리는 각 연구의 결과를 꼼꼼히 체크하고 분석했다. 여기서 중요한 점은 각 연구가 얼마나 신뢰할 만한지를 평가하는 것이었다. 예를 들어, 어떤 연구가 특정한 목적을 가지고 편향되지는 않았는지, 참가자들이 제대로 무작위로 배정되었는지를 따져보았다. 그런 다음, 여러 연구의 결과를 하나로 묶어 평균적인 효과를 계산하는 작업을 했다. 이것을 '메타분석'이라고 하는데, 쉽게 말해 여러 연구의 결과를 종합해 더 큰 그림을 그려보는 과정이다.

연구 결과는 매우 흥미로웠다. 불면증이나 수면 장애를 가진 사람들을 대상으로 한 9개의 연구를 분석한 결과, 산조인은 위약과 비교했을 때 수면의 질을 유의미하게 개선하는 것으로 나타났다. 특히 기존의 약물이나 인지 행동 치료와 비교했을 때도 산조인은 비슷한 효과를 보였으며, 심각한 부작용도 없었다. 다만 산조인의 장기적인 효과에 대해서는 연구 간에 다소 엇갈린 결과가 나왔기 때문에 우리는 앞으로 더 많은 연구가 필요하다고 결론지었다.

2023년 4월, 이 연구 논문은 국제적으로 인정받는 저널인 〈통합암치료(Integrative Cancer Therapies)〉 학술지에 실리게 되었다*. 메모리얼 슬론 케터링 암센터에서의 첫 연구가 이렇게 성공적으로 마무리될 수 있었던 것은 밍샤오와 다른 연구자들과의 긴밀한 협력 덕분이었다. 이러한 성공적인 경험은 나에게 매우 소중했으며, 앞으로의 연구에 자신감을 가지게 해주었다.

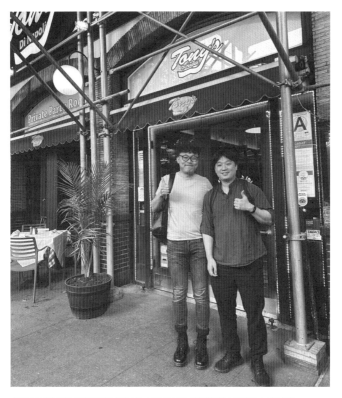

〈밍샤오 박사와 맨해튼의 토니스 디 나폴리 식당에서 마지막 식사 후〉

---

* Yang M, Wang H, Zhang YL, et al. The Herbal Medicine Suanzaoren (Ziziphi Spinosae Semen) for Sleep Quality Improvements: A Systematic Review and Meta-analysis. Integr Cancer Ther. 2023;22:15347354231162080.

소아암 환자들의 희망을 춤추게 하다 : 춤·동작 치료 연구 이야기

메모리얼 슬론 케터링 암센터에서 두 번째로 참여하게 된 연구는 카롤리나 브릴이 주도한 소아암 환자를 위한 춤·동작 치료에 관한 연구였다. 카롤리나 브릴 박사는 창의적 예술치료와 신체 심리치료 분야의 전문가로, 메모리얼 슬론 케터링 암센터의 통합의학 부서에서 연구원으로 활동하고 있었다. 그녀는 드렉셀 대학교에서 창의적 예술치료 박사 학위를 취득한 후, 소아 종양학 분야에서 심리치료와 신체 움직임을 결합한 혁신적인 치료법을 연구해왔다.

이번 연구는 암에 걸린 아이들이 단순히 질병으로 인한 신체적 고통뿐만 아니라 외로움과 두려움, 우울증 같은 심리적 문제로도 큰 고통을 겪고 있다는 점에 주목했다. 카롤리나 브릴 박사는 이러한 아이들에게 춤과 동작을 통해 어떻게 긍정적인 변화를 이끌어낼 수 있을지 탐구하고자 했다.

춤·동작 치료는 몸을 움직이며 자신을 표현하는 치료법으로, 아이들이 겪는 심리적 스트레스와 신체적 고통을 완화하는 데 도움을 주었다. 이 치료법은 이미 미국의 다양한 환경에서 활용되고 있었는데, 소아암 환자들을 대상으로 한 연구는 그리 많지 않았다. 그래서 이번 연구는 메모리얼 슬론 케터링 암센터에서 이 치료를 받은 소아암 환자들이 어떤 변화를 겪었는지, 그 효과를 심층적으로 분석하는 데 주력했다.

연구팀은 2011년 1월부터 2021년 12월까지 메모리얼 슬론 케터링 암센터에서 춤·동작 치료를 받은 소아암 환자 100명의 기록을 분석했다. 총 1,160건의 방문 기록을 검토하며 나는 주로 데이터 추출과 분석을 담당했다. 연구 과정에서 우리는 환자들의 사회적·인구학적 배경, 치료 의뢰 이유, 치료 방문의 특성 등을 세밀하게 분류하여 춤·동작 치료가 실제로 어떤 방식으로 적용되었고, 어떤 효과를 나타냈는지 파악했다.

결과는 놀라웠다. 소아암 환자 중 77.9%가 심리적 고통을 해결하기 위해 이 치료를 받았고, 19.6%는 통증 완화를 위해 참여했다. 그리고 임상 보고서에 따르면, 춤·동작 치료를 받은 아이들은 병원에서의 경험을 더 잘 대처하게 되었으며, 자기조절 능력과 통증 관리, 신체 활동 수준도 크게 개선되었다. 병원 환경에서 외롭고 두려워하던 아이들이 춤과 동작을 통해 자신을 표현하고 조금씩 마음을 열어가는 모습을 상상하면서 우리는 연구의 의미를 다졌다. 수치로 명확하게 나타나는 아이들의 변화 모습은 이 연구의 가치를 더욱 빛나게 했다.

이 연구는 2023년 7월에 국제 저널 〈현대 종양학(Current Oncology)〉에 게재되었다[*]. 아이들의 삶을 조금이라도 더 나아지게 할 수 있다는 생각에 가슴이 벅찼고, 춤·동작 치료가 실제로 그들에게 긍정적인 변화를 가져왔다는 사실은 연구자로서 더할 나위 없는 보람이었다. 이 연구는 앞으로 더 많은 소아암 환자들에게 희망을 전할 수 있는 기초가 될 것이다.

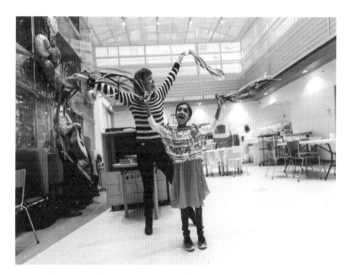

〈메모리얼 슬론 케터링 암센터의 소아암 환자 춤·동작 치료 모습〉

[*] Bryl K, Tortora S, Whitley J, et al. Utilization, Delivery, and Outcomes of Dance/Movement Therapy for Pediatric Oncology Patients and their Caregivers: A Retrospective Chart Review. Curr Oncol. 2023;30(7):6497–6507.

생강의 화학요법이 유발하는 구토 완화에 대한 놀라운 효과

메모리얼 슬론 케터링 암센터에서 내가 연구책임자로 밍샤오와 함께 수행한 첫 번째 연구는 '유방암 환자들이 화학요법을 받으면서 겪는 오심과 구토를 생강으로 완화할 수 있는지'를 알아보는 것이었다. 생강은 우리에게 익숙한 재료로 그 효능이 매우 뛰어나다고 알려진 물질이다. 특히 전통의학에서는 오랫동안 오심과 구토를 치료하는 데 사용되어왔으며, 우리는 생강이 암치료에서도 이러한 부작용을 줄이는 데 도움이 될 수 있을지 과학적으로 검증하고자 했다.

유방암은 여성들에게 가장 흔히 발생하는 암 중 하나로, 많은 환자가 화학요법을 통해 치료를 받는다. 하지만 이 과정에서 나타나는 오심과 구토는 환자들에게 큰 고통을 준다. 화학요법은 효과적이지만 부작용이 심각하기 때문에 이를 완화할 수 있는 방법을 찾는 것은 매우 중요하다. 생강이 이러한 부작용을 줄이는 데 사용될 수 있는 자연요법으로 주목받고 있었고 우리는 그 가능성을 탐구하기 위해 연구를 시작했다.

우리는 먼저 주요 학술 데이터베이스에서 생강과 관련된 연구를 체계적으로 검색했다. 그 과정에서 유방암 환자들에게 생강이 오심과 구토를 얼마나 줄여줄 수 있는지를 다룬 무작위 대조군 연구를 찾아냈다. 연구를 꼼꼼히 검토하고 분석한 결과, 총 4개의 신뢰할 만한 연구를 최종적으로 선정할 수 있었다.

이후 우리는 이 연구들에서 얻은 데이터를 종합하여 분석을 진행했다. 그 결과는 매우 긍정적이었다. 생강을 섭취한 유방암 환자들은 화학요법으로 인한 오심과 구토의 강도가 눈에 띄게 줄어들었다. 특히 생강은 화학요법 후 급성 오심뿐만 아니라 시간이 지나면서 나타나는 지연성 오심에도 효과가 있었다. 생강을 복용한 환자들이 경험한 부작용은 가벼운 속쓰림, 두통, 현기증 정도였으며, 생강을 복용하지 않은 환자들과 비교했을 때 큰 차이가 없었다. 이는 생강이 안전하고 효과적인 보조 치료제가 될 수 있다는 점을 강하게 시사했다.

이 연구는 2022년 9월 국제적으로 권위 있는 학술지인 〈통합 분자 과학 저널(International Journal of Molecular Sciences)〉에 게재되었고, 나의 박사 학위 졸업논문으로도 인정받아 그 의미가 더욱 깊었다[*]. 이를 통해 유

---

[*] Kim SD, Kwag EB, Yang MX, Yoo HS. Efficacy and Safety of Ginger on the Side Effects of Chemotherapy in Breast Cancer Patients: Systematic Review and Meta-Analysis. Int J Mol Sci. 2022;23(19):11267. Published 2022 Sep 24

방암 환자들에게 실질적인 도움을 줄 수 있는 방법을 과학적으로 입증해냈다는 점에서 보람이 있었다. 또한 이 연구는 한의신문, 캔서앤서(cancer answer) 등 국내 언론 매체에도 소개되어 유방암 환자뿐만 아니라 일반인들에게도 화학요법 부작용을 생강이라는 자연요법으로 완화할 수 있는 가능성을 알리는 데 큰 역할을 했다. 해당 기사들은 생강의 효능과 화학요법 부작용 경감 방법을 자세히 설명하여 환자들에게 유용한 정보를 제공했다.

항암치료 부작용 '메스꺼움·구토'에 생강 섭취가 효과

암환자는 항암치료 중 다양한 부작용을 겪는다. 그중 대표적인 게 메스꺼움과 구토증이다. 이 증상은 식욕 부진으로 인한 영양 부족을 야기하고, 심신 고통으로 삶의 질을 떨어트린다. 항암치료 중인 환자들은 메스꺼움과 구토증을 줄이기 위해 여러 가지 방법을 쓰는데, 항구토제는 불면증, 소화장애, 불안장애, 식욕 증가, 체중 증가 등의 부작용이 보고되고 있다.

한의학에서는 부작용 없이 메스꺼움, 구토증을 줄이는 한약재로 생강을 꼽고 있다. 생강은 여러 연구에서 항암 작용과 메스꺼움·구토 완화 효과가 밝혀졌는데, 국내 연구진이 최근 같은 연구 결과를 국제학술지에 게재하였다.

대전대학교 한방병원 동서암센터 유화승 교수 연구팀(김수담, 곽은빈)이 미국 메모리얼 슬론 케터링 암센터와 공동으로 진행한 연구인데, 국제학술지인 〈분자과학 국제저널(International Journal of Molecular Sciences)〉에 〈유방암 환자의 화학요법 부작용에 대한 생강의 효능〉이라는 제목의 SCI급 논문이 9월 24일 자로 게재되었다.

연구자들은 검색어를 사용하여 Pubmed, Embase, Cochrane library, CNKI, Wanfang 데이터베이스에 게재된 논문에서 유방암 환자의 오심, 구토를 생강으로 치료한 무작위대조연구를 추출하였다. 해당 연구에서 환자군의 나이는 41.9~52.1세였고, 표본크기는 60~119명, 사용된 항암치료법은 중간 구토 유발 위험군(moderate emetic risk)과 높은 구토 유발 위험군(high emetic risk)을 포함한 다양한 항암치료법이 사용되었다.

이 중 3가지 연구에서는 생강 뿌리를 포함한 분말을 사용하였고, 한 연구에서는 생강 가루를 요구르트와 함께 섞었으며, 한 연구에서는 신선한 생강을 지름 3cm, 두께 0.2cm로 얇게 썰어 사용하였다. 생강의 1일 투여량은 0.5~1.5g이었고 총 치료 기간은 3~6일이었다.

연구 결과, 생강의 진저롤, 쇼가올, 파라돌 등 다양한 생리활성 물질이 메스꺼움, 구토 증상 완화 작용을 하는 것으로 확인되었다. 심각한 부작용은 보고되지 않았으며, 유방암 환자의 오심, 구토 완화를 위해 생강을 사용하는 것은 안전하다고 결론지었다.

메스꺼움, 구토는 다음과 같은 과정으로 생긴다. 독성 항암제가 투여되면 활성산소가 발생해 위장관 내 엔테로크로마핀 세포를 자극하고, 세로토닌 생성을 초래한다. 이렇게 생성된 세로토닌은 5-HT3 수용체를 통해 장내 미주신경에 결합하고, 고립로핵(NTS, 뇌의 감각핵)을 통해 중추신경계에서 구토 반응을 유발하게 한다.

생강의 항산화 성분인 진저롤과 쇼가올은 중추 및 말초신경계에서 오심과 구토를 일으키는 신경전달물질인 세로토닌 수용체(5-HT3) 억제를 통해 오심, 구토를 억제한다.

제1저자로 참여한 김수담 연구원은 "생강을 항암화학요법 전후에 경구 복용하면 유방암 환자들의 오심과 구토를 진정시키는 데 도움이 될 수 있다"라며, "생강 섭취로 인한 부작용은 보고되지 않아 암 환자에 대한 안전성 또한 확인을 하였다"라고 말했다.

곽은빈 연구원은 "이번 연구를 통해 유방암 환자들의 화학요법으로 인한 오심과 구토의 관리에 생강 섭취가 안전하고 효과적인 옵션이 될 수 있다"라며 "본 논문을 통해 새로운 임상진료지침의 권장사항 개발로 이어질 수 있는 기반을 마련한 것에 의미가 있다"라고 밝혔다.

생강은 다양한 세포 연구에서 유방암 세포의 증식-전이를 억제하고 암세포의 자멸사를 유도한다는 사실이 확인되었다. 대장암, 췌장암의 전이, 재발을 막는 데 효과가 있다는 연구 결과도 발표되었다.

키워드 : #생강 #항암부작용 #오심 #구토 #쇼가올 #진저롤

출처 : 2022.09.30. '캔서앤서'

(http://www.canceranswer.co.kr),

〈캔서앤서〉

한약 마자인환의 암환자 변비에 대한 효과와 부작용

　메모리얼 슬론 케터링 암센터에서 내가 직접 맡아 진행한 또 다른 연구 중 하나는 암환자들의 변비 문제를 해결하기 위한 연구였다. 이 연구는 약학 전문가인 제이슨과 함께 수행했으며, '전통 한약재인 마자인환이 암환자들의 변비 관리에 어떻게 기여할 수 있는지'를 조사하는 것이었다. 마자인환은 전통 한의학에서 오랫동안 사용되어온 처방으로, 주요 성분은 대마 씨(마자인)다. 대마 씨는 변을 부드럽게 하고 장운동을 촉진하는 효과가 있어 변비 치료에 자주 사용된다. 마자인환은 대마 씨 외에도 대황·후박·진피 등 여러 가지 약재들이 혼합되어 장을 자극하고 변비를 완화하는 효과를 발휘한다. 이러한 특성 때문에 변비로 고통받는 암환자에게 마자인환이 좋은 해결책이 될 수 있을 것으로 판단했다.

　암환자들은 암치료 과정에서 심각한 변비를 겪는 경우가 많다. 화학요법이나 방사선치료, 그리고 암 자체로 인해 소화 기능이 약해지기 때문이다. 변비는 환자들의 일상생활을 크게 방해하며 정신적·신체적으로도 큰 고통을 준다. 이러한 문제를 해결하기 위해 여러 가지 치료법이 시도되지만, 환자마다 반응이 달라서 일관된 해결책을 찾기가 쉽지 않다. 그래서 우리는 오랜 전통을 가진 마자인환이 이러한 문제를 해결할 수 있을지 알아보기로 했다.

이는 메모리얼 슬론 케터링 암센터의 약초약국 데이터베이스를 활용해 이루어졌다. 우리는 2019년 1월부터 2022년 10월까지 마자인환을 처방받은 암환자들의 데이터를 분석했다. 이 과정에서 우리는 환자들의 나이, 성별, 암의 종류, 치료 방법 등 다양한 정보를 수집하고 마자인환의 효과와 부작용에 대한 환자들의 반응을 평가했다. 연구 결과, 많은 환자들이 마자인환을 통해 변비 증상을 개선하려 시도했으며, 그 효과에 만족했다는 사실이 드러났다. 단단한 대변, 배변 횟수 감소 등의 증상이 마자인환을 통해 상당히 개선되었으며, 많은 환자들이 치료에 대해 긍정적인 반응을 보였다. 그러나 모든 환자들이 같은 반응을 보인 것은 아니었다. 일부 환자들은 경련, 팽만, 과다한 가스, 설사 등의 부작용을 경험했으며, 이 때문에 마자인환의 재처방을 꺼리는 경우도 있었다.

이 연구 결과는 국제 침연구학회(SAR)의 2023년 컨퍼런스에서 포스터로 발표되었으며, 그중에서도 특별히 선정된 10개의 포스터 중 하나로 뽑혀 짧은 구두 발표를 할 수 있는 기회도 얻었다. 마자인환 연구는 단순한 데이터 분석에 그치지 않고, 실제 환자들의 삶에 직접적인 영향을 미칠 수 있는 중요한 발견이었다. 이 연구 경험은 나에게 큰 성취감을 주었으며, 암환자들의 고통을 덜어주는 데 기여할 수 있다는 점에서 큰 의미가 있었다.

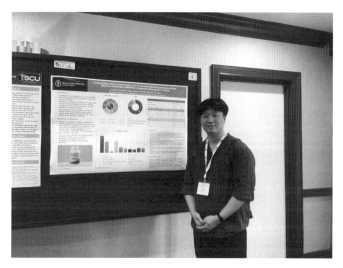

〈국제 침연구학회에서 포스터 발표 중인 필자〉

세계 무대에서 본 통합종양학의 현재와 미래 : 국제 통합암학회

　미국에서 연수를 받는 동안 가장 인상 깊었던 경험 중 하나는 2022년 10월 아리조나주 스코츠데일에서 열린 제19회 국제 통합암학회(Society for Integrative Oncology, SIO) 컨퍼런스에 참석한 것이다. SIO는 통합암치료 분야에서 세계적인 권위를 자랑하는 다학제 전문 학회이다. 2003년에 설립된 SIO는 암환자와 생존자의 삶을 개선하기 위해 과학적 근거에 기반한 통합의료를 발전시키는 것을 목표로 한다. 다양한 분야의 의료 전문가들이 협력하여 암치료의 전 과정을 포괄하는 포용적 접근법을 구현하고 있으며, 근거 기반의 통합치료를 주류 암치료의 일부로 자리 잡게 하기 위한 노력을 지속하고 있다. 또한 아리조나주는 통합의학의 본거지라 할 수 있는 곳으로 세계적으로 유명한 앤드루 웨일 통합의학센터가 자리한 곳이다. 그래서 그곳에 도착했을 때, 단순한 학회

장소가 아닌, 통합의학의 진정한 성지라는 느낌을 받았다.

학회는 단순한 연구 발표를 넘어 통합암치료의 최전선에 있는 전 세계 석학들이 한자리에 모여 지식을 교류하는 장이었다. 컨퍼런스의 주제는 '다학제 통합종양학 치료 제공'으로 통합암치료를 어떻게 지역사회와 임상 현장에 적용할 것인지에 대한 논의가 중심을 이루었다. 특히 메모리얼 슬론 케터링 암센터와 함께 3대 암센터로 인정받는 메이요클리닉과 MD 앤더슨 암센터가 공동으로 주최한 이 컨퍼런스는 다양한 프로그램이 진행되었으며, 최신 연구 성과와 임상 적용 사례들이 폭넓게 다뤄졌다.

첫날 워크숍에 참석했을 때 나는 '구현과학(Implementation Science)' 세션에 참여했는데, 이 세션에서는 통합암치료가 실제로 임상 현장에서 직면하는 현실적인 장애물들과 그 해결 방안들이 다뤄졌다. 통합의학은 개념적으로는 훌륭하지만, 이를 실제 환자의 치료에 어떻게 효과적으로 도입할 것인지에 대한 구체적인 전략들이 필요하다는 점이 논의의 핵심이었다. 각국에서 온 연구자들은 자신들의 경험을 공유하며 각기 다른 의료 환경에서 통합의학이 어떻게 적용되고 있는지를 설명했다. 나는 소그룹 토론에서 각국의 연구자들이 자신들의 경험을 공유하며 다양한 아이디어를 듣고 그 해결책을 모색하는 과정을 지켜보면서 국제적 협력의 중요성을 깊이 실감했다. 서로 다른 의료체계 속에서 통합의학이 실제로 어떤 성과를 내고 있는지, 또 어떤 어려움을 겪고 있는지에 대해 연구자들과 자유롭게 논의할 수 있어 매우 유익한 시간이었다.

기조연설 역시 매우 인상적이었다. 아리조나 대학교의 플로이드 칠튼 박사는 '서양식 식단이 유전자에 미치는 영향과 암 발병'이라는 주제로 강연을 진행했는데, 이는 통합의학이 단순한 치료를 넘어 암 예방에서도 중요한 역할을 할 수 있음을 잘 보여주었다. 서양식 식단이 특정 유전자와 상호작용해 염증을 촉진하고 그로 인해 암 발생 가능성이 커진다는 내용은 매우 흥미로웠다. 특히 그는 건강한 식단이 암 예방에 얼마나 중요한지를 강조하며, 염증을 줄이고 전반적인 건강을 증진시키기 위한 식사로 지중해식 식단을 권장했다. 지중해식 식단은 올리브유, 생선, 신선한 채소와 과일이 풍부한 식단으로 항염 효과와 심장 건강에 유익한 것으로 잘 알려져 있다. 청중의 관심이 집중된 가운데 나 역시 영양과 유전자 사이의 상관관계에 대해 학문적 자극을 받았다. 이러한 내용은 통합암치료에서 영양학의 중요성을 다시 한번 되새기게 해주었으며, 암 예방을 위한 식단 관리의 중요성을 깊이 인식하는 계기가 되었다.

이 학회에서 가장 반가웠던 순간 중 하나는 오랜만에 유화승 교수님을 만났을 때였다. 해외에서 다시 뵙게 된 교수님과 반갑게 인사를 나누고, 그동안의 연구와 임상 경험에 관해 이야기를 나눌 수 있는 소중한 시간을 가질 수 있었다는 게 무엇보다 의미가 깊었다. 교수님은 그동안 쌓아온 연구 성과를 아낌없이 공유해주셨고, 이러한 대화는 타국에서 느낀 외로움을 달래주는 따뜻한 격려가 되기도 하였다. 또한 유화승 교수님 외에 부산대학교 박소정 교수를 비롯한 여러 한국 연구진들과의 만남도 이루어졌다. 해외에서 만난 한국 연구자들과 학문적 교류를 나누는 것은 늘 특별한 경험이다. 특히 한국 연구진들이 국제 학회에서 높은 평가를 받으며 활발히 활동하고 있다는 사실이 자랑스러웠고, 앞으로의 연구 협력에 대한 기대감도 키울 수 있었다.

유 교수님은 이 학회에서 한국 대표로서 통합암학회의 교육 인증 프로그램을 소개했다. 대한통합암학회(KSIO)에서 시행하고 있는 이 교육 프로그램은 통합암치료 전문가를 양성하기 위한 체계적인 과정으로, 통합의학의 미래를 이끌어갈 인재들을 양성하는 데 중점을 두고 있다. 교수님은 한국의 통합암치료가 얼마나 빠르게 발전하고 있으며, 교육을 통해 전문가들이 어떻게 양성되고 있는지를 구체적으로 설명하셨다. 이 발표는 한국의 통합의학 교육 시스템을 세계에 알리는 중요한 계기였으며, 각국의 연구자들에게 큰 관심을 받았다. 중국, 호주, 스위스, 영국, 독일, 이스라엘 등 다양한 나라의 통합암치료 교육에 관한 발표도 이어졌고, 각국의 교육 시스템을 비교하며 새로운 정보를 주고받기도 했다.

또한 학회 마지막 날에는 'Best SIO' 발표로 가장 뛰어난 연구가 소개되었는데, 그중 나의 친구 밍샤오 박사의 연구도 있었다. 밍샤오 박사는 'COMT Val158Met 유전자형이 암 생존자의 침술에 대한 진통효과에 미치는 영향'이라는 주제로 발표를 진행했다. 이 연구는 특정 유전자 변이가 암 생존자의 통증 관리에 있어 침술 중재의 효과에 어떤 영향을 미치는지를 다루었으며, 유전자와 침술 반응 간의 상관관계를 규명한 이 연구는 통합의학의 개인 맞춤형 치료 가능성을 시사하며 큰 반향을 일으켰다.

그러나 학회에서 가장 인상 깊었던 순간은 나의 연수 멘토인 준 마오 박사의 발표였다. 그는 최근 국제 통합암학회(SIO)와 미국 임상종양학회(ASCO)가 공동으로 발표한 통합의학을 활용한 암환자의 통증 관리 지침을 상세히 설명하며, 특히 침술이 암환자들의 통증을 완화하는 데 어떻게 효과적인지에 관한 구체적인 연구 결과를 제시했다. 이 발표는 내가 집중하고 있는 연구와 직접적인 연관이 있어 큰 관심을 가지고 들었다. 실제로 임상에서 침술이 통증을 완화하는 구체적인 메커니즘과 그 효과가 실증적으로 제시된 부분은 나에게 많은 영감을 주었고, 향후 연구 방향을 구체화하는 데 큰 도움을 주었다.

컨퍼런스 기간 동안 진행된 포스터 세션은 매우 다채롭고 활발한 지식 교류의 장이었다. 나는 한국 통합종양학의 최신 동향과 소아암 환자를 위한 춤·동작 치료, 그리고 밍샤오와 함께 수행한 산조인을 활용한 암환자의 불면증 치료에 대한 포스터를 준비했는데, 예상보다 많은 연구자들이 내 포스터 앞에 모여들며 적극적인 질문을 던졌다. 산조인의 효능과 그 임상 결과에 대한 설명을 들은 몇몇 연구자들은 그 효과에 깊은 관심을 보였고, 서로의 연구와 치료 방법을 비교하며 통합암치료에 대한 논의가 자연스럽게 이어졌다.

포스터 세션은 그저 연구 결과를 발표하는 자리가 아니라 각국의 연구자들과 아이디어를 교환하며 새로운 연구 가능성을 탐색할 수 있는 기회였다. 다양한 문화와 의료 환경 속에서 통합의학이 어떻게 적용되고 있는지에 대한 서로의 경험을 나누는 과정에서 내가 연구하는 치료법의 글로벌 적용 가능성을 확인할 수 있었다. 연구자들과의 이러한 소통은 학문적 자극을 넘어서 실제 환자들에게 적용할 수 있는 새로운 아이디어를 떠올리게 해주었다.

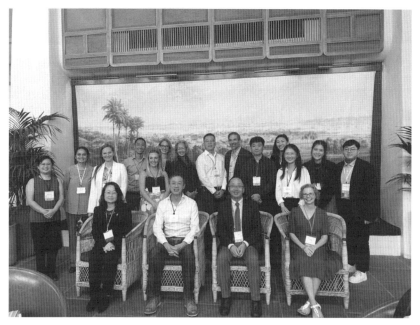

〈통합암학회 후 메모리얼 슬론 케터링 암센터 멤버들과의 단체 사진〉

학회의 또 다른 하이라이트는 사막의 석양을 배경으로 열린 사교 디너 파티였다. 파티 장소는 유명한 건축가 프랭크 로이드 라이트(Frank Lloyd Wright)의 연구실이었는데, 그 자체로도 독특하고 매력적인 장소였다. 그곳에서 펼쳐진 저녁 파티는 마치 영화의 한 장면처럼 인상적이었다. 라이브 연주가 잔잔하게 울려 퍼지는 가운데 참석자들은 저마다 편안한 웃음과 대화를 나누며 정보와 정을 교류했다. 파티 내내 감미로운 음악과 함께 연구자들의 진지한 대화가 이어졌고, 그 사이사이 수준 높은 연주와 노래가 흘러나왔다.

뷔페 역시 화려하게 준비되어 있어 다양한 음식과 함께 세계 각국에서 온 연구자들이 서로의 연구와 생각을 나눌 수 있는 기회가 되었다. 뷔페에서 제공된 음식을 즐기면서 자연스럽게 통합암치료에 대한 이야기가 오갔다. 다양한 나라의 연구자들은 각자의 경험을 공유하고, 암치료의 미래에 대해 의견을 나누며 열띤 토론을 펼쳤다. 특히 다양한 통합 요법들이 실제 각국의 임상에서 어떻게 적용되고 있는지에 대한 대화가 이어지면서 각국의 통합의학 연구가 나아가야 할 방향에 대해 통찰할 수 있는 기회가 되었다.

이 파티는 단순한 사교 모임을 넘어 연구 열정을 다시 한번 불러일으키는 자리가 되었다. 긴장이 풀린 상태에서 자유롭게 의견을 교환하는 시간이었지만, 학문적 깊이는 여전했다. 특히 각국의 연구자들과 친밀감을 쌓을 수 있었던 이 자리는 앞으로의 연구 협력에 대한 가능성도 확인할 수 있는 뜻깊은 기회였다. 많은 연구자들과의 교류를 통해 나 또한 학문적 영감을 받았고, 통합암치료의 무궁무진한 가능성에 대한 확신을 다시금 느낄 수 있었다. 이 특별한 장소에서의 사교 파티는 나에게 잊지 못할 경험과 함께 학문적 열정을 불러일으키는 소중한 시간이 되었다. 당시 작성한 참관기 기사를 통해 그때의 분위기를 나누고자 한다.

제19회 국제 통합암학회 컨퍼런스 참관기

지난달 20일부터 22일까지 사흘 동안 '제19회 국제 통합암학회 (SIO) 컨퍼런스'가 미국 아리조나주의 스코츠데일(Scottsdale)에서 오프라인으로 개최되었다. 아리조나주는 미국 통합의학의 본산지로서 통합의학 분야를 선도하고 있는 앤드류 웨일(Andrew Weil) 통합의학센터가 투손(Tucson)에 자리하고 있는 곳이기도 하다.

이번 컨퍼런스는 '지역사회 전반에 걸친 다학제 통합종양학 치료 제공(Delivering Multidisciplinary Integrative Oncology Care Across Communities)'라는 주제로 진행됐으며, 아리조나에 위치하고 있는 MD 앤더슨(MD Anderson)과 메이요 클리닉(Mayo Clinic) 병원의 공동주최로 개최되었다.

컨퍼런스는 사전 등록을 필요로 하는 워크숍을 시작으로 기조연설, 본 회의 및 동시 세션 등으로 구성되었으며, 최신 임상, 연구 및 방법론에 대한 통합양식을 폭넓고 깊이 있게 제공했다. 오전 8시부터 진행된 워크숍의 주제는 총 3세션으로 이뤄졌으며 참가자들은 원하는 주제를 선택하여 자유롭게 참석할 수 있었다.

첫 번째 세션은 유방암 환자들을 위한 요가 치료에 관한 내용이었고, 두 번째는 통합종양학에 대한 장벽을 해결하기 위한 방법을 소개하는 구현과학(Implementation Science)의 내용이었다. 그리고 마지막 세션은 소아암 환자들의 정신적·육체적 고통을 지원하기 위한 댄스 테라피에 관한 내용이었는데, 본 주제는 당일에 취소되어 아쉽게도 워크숍이 열리지 못했다.

필자는 구현과학 세션에 참석했는데, 본 워크숍은 각 참석자의 자기소개를 시작으로 구현과학에 관한 설명과 전략들이 소개되었고, 마지막으로 참석자들끼리 소그룹을 이루어 SIO의 통증 임상 지침을 예시로 접근성을 높이기 위해 어떤 방법으로 구현과학을 계획하고 실현할지에 관한 토론으로 마무리되었다.

컨퍼런스는 아리조나 대학교의 플로이드 칠(Floyd H. Chilton) 박사의 정밀영양학에 관한 기조연설로 시작되었다. 그는 '서양식 식사가 유전자에 따라 어떻게 염증, 암, 건강 등에 영향을 미치는가'를 발표해 참석자들로부터 주목을 받았다.

본회의 중에는 브라이언 로웬다(Brian Lawenda) 박사의 '종양학 치료에서의 기능의학(Functional medicine in oncology care)'이라는 주제 발표가 있었는데, 그 내용은 '개인 맞춤형 건강 최적화 및 상담을 위한 바이오마커 테스트, 자가 모니터링 및 건강위험평가의 사용에 관한 것'이 주를 이루었다. 특히 그는 "우리의 관심과 목표를 환자들의 삶의 질과 생존의 질을 높이는 것으로 옮길 필요가 있다"라고 강조해 참석자들의 공감을 얻었다.

학회 중에서 가장 인상 깊었던 발표는 현재 본인의 멘토인 메모리얼 슬론 케터링 암센터의 준 마오 박사의 'Pain Guidelines & Implementation'이라는 발표였는데, 주요 내용은 '최근 SIO와 미국 임상종양학회(American Society of Clinical Oncology, ASCO)가 공동으로 발표한 암환자들의 통증 관리를 위한 침술을 비롯한 통합의학에 관한 여러 지침'에 관한 것들이었다.

유화승 대전대 교수, 한국 대표로 발제

그리고 대전대학교 서울한방병원의 유화승 교수가 SIO 국제회의 세션에서 한국 대표로 현재 한국에서 시행되고 있는 통합암학회의 교육 인증 프로그램을 자세히 소개했다. 유 교수님의 발표는 한국의 대표적인 통합암학회인 대한통합암학회(KSIO)에서 실시하는 통합암치료 전문 교육 프로그램에 초점이 맞춰져 있었다. 그 밖에도 중국, 호주, 스위스, 영국, 독일, 이스라엘 등 다양한 나라의 통합암치료 교육에 관한 현황이 발표되었다.

마지막 날 SIO에서 가장 뛰어난 연구를 소개하는 'Best SIO'의 발표가 있었는데, 그중 메모리얼 슬론 케터링 암센터의 밍샤오 양 박사의 'COMT Val158Met 유전자형이 암 생존자의 침술에 대한 진통 효과에 미치는 영향에 관한 연구'가 많은 참가자의 관심을 끌었다. "특정 유전자 변이가 통증 관리를 위한 침술 중재에 대한 반응과 관련이 있다"라는 내용이었다.

암치료 최신 연구 포스터 소개

컨퍼런스 기간 동안 한쪽에서는 포스터가 게시되었는데 침치료, 마사지, 한약, 요가, 댄스치료, 음악치료 등 다양한 통합암치료에 관한 최신 연구들이 포스터로 소개되고 있었다.

필자는 한국 통합종양학의 최신 경향이라는 주제와 소아암 환자와 보호자들을 위한 댄스치료, 산조인을 활용한 불면증 치료라는 주제로 포스터를 제작해 게시했다.

금번 학회에서 또 인상 깊었던 점은 탈리어센 웨스트(Taliesin West)에서 진행된 참석자들 간의 사교 파티였다. 유명한 건축가인 프랭크 로이드 라이트의 연구실에서 사막의 석양을 배경으로 라이브 음악과 함께한 애피타이저도 좋았지만 즐거운 분위기 속에 다양한 사람이 모여 통합암치료에 관한 거리낌 없는 자유로운 토론은 학회를 더욱 빛나게 했다.

필자는 금번 학회를 통해 통합암치료의 다양한 분야에서 활동하는 국제적으로 저명한 여러 학자들을 만나볼 수 있었으며, 앞으로 한국의 통합종양학이 어디로 나아가야 할지 그 방향을 가늠해볼 수 있었다는 점과 통합의학의 무한한 잠재적인 가능성을 엿볼 수 있었다는 점에서 의의가 깊었다.

마지막으로 컨퍼런스에서 많은 도움과 가르침을 주신 대전대학교의 유화승 교수님, 함께 참가하신 부산대학교의 박소정 교수님과 치휴한방병원의 장혁준 원장님, 그리고 학회에 참석할 수 있도록 아낌없이 배려해준 메모리얼 슬론 케터링 암센터의 관계자들께 진심으로 감사를 전한다.

출처 : 2022.11.03, 한의신문(https://www.akomnews.com)

〈제19회 국제 통합암학회 컨퍼런스 참관기〉

침치료의 현재와 미래 :
국제 침연구학회

국제 침연구학회(Society for Acupuncture Research, SAR)는 침술과 관련된 과학적 연구를 발전시키고 이를 임상 치료에 반영하기 위한 국제적인 학술 단체로, 침술의 기전과 효과를 탐구하며 연구 결과를 확산하고 활용하는 데 주력하고 있다. 1993년 설립된 이래 본 학회는 침술 및 동양의학 분야의 학문적 발전을 이끌어왔으며, 격년으로 열리는 국제 학술회의를 통해 최신 연구 동향과 혁신적인 방법론을 공유하고 있다. 이 학회는 연구자, 임상의, 교육자를 포함한 다학제적 전문가들로 구성되어 있으며, 현재 준 마오 박사와 리차드 해리스 박사의 공동 관리하에 운영되고 있다.

2021년 6월 뉴욕에서 열린 국제 침연구학회는 온라인과 오프라인으로 동시에 진행되었는데, 나는 당시 뉴욕에 있었던 덕분에 현장에 직접 참석할 수 있었다. 특히 준 마오 박사가 이 학회의 학회장을 맡고 있었기에 나를 포함한 우리 팀 전원이 참석할 수 있었다. 첫날부터 다양한 주제들이 심도 있게 다루어졌고, 그중에서도 코비드19 팬데믹과 동양 전통의학의 역할에 대한 발표들이 특히 인상적이었다.

첫 번째 심포지엄에서는 코비드19와 관련된 침술 및 한약 연구가 주로 다뤄졌고, 전염병 속에서 한의학이 어떻게 기여할 수 있을지에 대한 국제적인 논의가 이어졌다. 전염병 상황에서 전통의학이 수행할 수 있는 역할에 대해 세계 각국의 연구자들이 다양한 시각을 공유한 이 토론은 매우 흥미로웠다. 특히 한의학적 진단과 맞춤형 처방이 코비드19 환자들에게 어떻게 적용되었는지에 대한 사례들은 나에게 많은 영감을 주었다. 가장 기억에 남는 발표 중 하나는 헬레네 랑게빈(Helene Langevin) 박사의 '침술과 전인적 건강(Acupuncture and Whole Person Health)'에 관한 키노트 프레젠테이션이었다. 기존의 침술 연구가 대부분 통증 관리에 초점을 맞추고 있었던 반면, 이 발표는 침술이 전반적인 건강 증진에도 어떻게 기여할 수 있는지를 다뤘다는 점에서 신선했다. 랑게빈 박사는 침술이 단순히 신체적 통증을 완화하는 것뿐만 아니라 정신적 건강에도 긍정적인 영향을 미친다는 연구 결과를 통해 몸과 마음을 통합적으로 바라보는 치료법의 중요성을 강조했다. 이 발표는 나에게 통합의학의 본질을 다시금 되새기게 하였고, 향후 연구 방향에 대한 새로운 통찰을 안겨주었다.

둘째 날에는 코비드19 팬데믹에 대한 세계적 관점에서의 침술 연구가 주요 주제로 다뤄졌다. 이번 세션에서는 전통적으로 동양권에서 많이 사용되던 침술이 노르웨이·프랑스·브라질과 같은 서양 국가들에서도 팬데믹 대응 수단으로 어떻게 활용되고 있는지가 소개되었다. 각국의 연구를 통해 침술이 단순한 보완 치료를 넘어 치료적 대안으로서 중요한 역할을 할 수 있다는 사실을 알렸으며, 이는 글로벌 팬데믹 속에서 전통의학이 실질적인 도움을 줄 수 있다는 가능성을 다시 한번 상기시켜주었다. 예를 들어, 노르웨이에서는 정신적 스트레스와 피로 관리를 위한 침술 활용 사례가 소개되었고, 프랑스와 브라질에서는 코로나 19 환자들의 호흡곤란 완화에 침술이 어떻게 기여했는지에 대한 연구 결과가 발표되었다. 이런 발표들은 전 세계적인 위기 속에서 전통의학이 보완 치료로서 갖는 가능성을 다시금 확인시켜주었다.

이어서 진행된 패널 토론에서는 각국 연구자들이 그동안의 연구 결과를 공유하며, 한의학과 침술이 보건 문제에 어떻게 적용될 수 있을지에 대한 논의가 심도 있게 이루어졌다. 면역 체계 강화, 염증 완화, 정신적 안정 등 침술의 다양한 효과들이 구체적인 데이터와 함께 공유되었고, 이는 전통의학이 현대의학과 어떻게 융합될 수 있을지에 대한 새로운 가능성을 보여주었다. 이날 나는 포스터 세션에 참여하여 암환자의 변비 관리를 위한 마자인환 연구를 발표할 기회도 가졌다. 특히 주목받은 10개의 포스터 중 하나로 선정되어 짧은 구두 발표까지 진행할 수 있었고, 발표 후 많은 연구자들이 흥미를 보이며 질문을 던졌다. 내 연구는 암환자들에게 흔히 발생하는 변비 문제를 전통 한약을 통해 어떻게 해결할 수 있는지에 대한 것으로 참석자들로부터 큰 호응을 받았다.

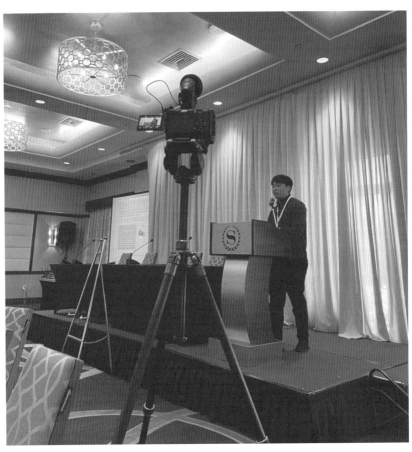

〈국제 침연구학회에서 구두 발표를 하는 필자〉

학회 마지막 날 저녁에는 디너 갈라 파티가 열렸는데, 이 또한 학회의 하이라이트 중 하나였다. 메모리얼 슬론 케터링 암센터 팀원들과 함께 파티에 참석했으며, 각국에서 모인 연구자들이 자유롭게 교류하고 학문적 영감을 나누는 특별한 시간이 펼쳐졌다. 라이브 음악이 흘러나오는 가운데 화려한 코스 요리들이 준비되어 분위기는 점점 고조되었다. 연구자들이 함께 어우러져 춤을 추며 즐기는 모습은 마치 학문적 논의를 넘어 예술적인 교감을 나누는 또 다른 장처럼 느껴졌다.

특히 준 마오 박사가 열정적으로 스테이지에서 춤을 추는 모습은 큰 인상을 남겼다. 학회장에서 늘 진지한 모습으로 연구에 몰두하던 그였기에, 그의 새로운 면모를 발견한 순간이었다. 그의 열정적인 춤사위는 연구자로서의 모습과는 또 다른, 인간적이고 유쾌한 매력을 보여주었다. 그 모습을 보며 나 역시 용기를 얻게 되었다. 당시 나는 내성적인 성격 탓에 사람들이 많은 자리에서 쉽게 나서지 못하는 편이었다. 하지만 준 마오 박사의 모습을 보고 용기를 내어 스테이지로 나가 춤을 추는 연구자들 무리에 합류했다. 처음에는 조금 수줍었지만, 음악에 몸을 맡기고 스테이지 위에서 자유롭게 춤을 추다 보니 점점 마음이 편안해졌다. 춤을 추며 다른 연구자들과 교류하는 동안 학문적 대화만큼이나 의미 있는 소통이 이루어지는 것을 느꼈다. 이 파티는 단순한 사교 자리를 넘어 연구자들 간의 친밀감을 쌓고 서로에게 영감을 주는 시간이 되었다. 다양한 배경의 연구자들과 춤을 추고 대화를 나누며 학문적인 네트워크뿐만 아니라 인간적인 교류도 깊이 나눌 수 있었던 소중한 경험으로 남았다.

미국과 한국,
선택의 기로에서

국제침연구학회를 마치고 뉴욕에서의 연수가 종료될 무렵, 나는 여러 가지 감정이 교차했다. 성취감과 함께 아쉬움이 밀려왔고, 동시에 '뉴욕에 남을까' 하는 고민도 깊어졌다. 1년간의 연수는 내게 개인적으로 엄청난 학문적 성장을 가져다주었고, 세계적인 연구자들과 교류하며 새로운 시각을 넓힐 수 있었던 값진 경험이었다. 그런 만큼 이곳에서 계속 머물며 연구를 이어가고 싶은 마음도 있었다.

연수를 끝마칠 무렵 준 마오 박사는 나에게 박사후연구원으로 남아서 같이 일해볼 생각이 없냐는 제안을 해왔다. 이는 나에게 매우 매력적인 기회였다. 메모리얼 슬론 케터링 암센터 같은 세계적인 기관에서 연구를 이어가며 글로벌 네트워크를 확장할 수 있는 기회는 흔치 않았다. 또한 미국에서 한의사로 활동할 수 있는 가능성도 열려 있었다. 뉴욕을 비롯한 미국에서는 한의학과 같은 대체의학이 점차 주류 의료 체계에서 인정받고 있었고, 특히 통합의학에 대한 관심이 높아지는 시점이었다. 한국에 비해 훨씬 많은 수입을 올릴 수 있는 기회이기도 했다. 이러한 재정적 안정성과 더불어 학문적 경력까지 쌓을 수 있는 미국에 머무르는 것이 매력적으로 느껴졌던 것도 사실이었다.

그러나 고민 끝에 나는 결국 한국으로 돌아가기로 결심했다. 아무리 미국에서의 기회가 매력적이라 해도 나는 한국에서 내가 쌓아온 연구를 더욱 발전시키고 그동안 쌓아온 경험과 지식을 한국에서 발전시켜보고 싶었다. 무엇보다 한국에서 나를 기다리고 있는 가족과 친구들, 그리고 내가 함께해왔던 연구자들에 대한 그리움이 컸다. 뉴욕을 떠나기 전, 나는 뉴욕에서의 마지막 순간들을 소중히 기억에 담기 위해 함께 일했던 동료들과 한 명, 한 명 따로 만나 식사를 하며 작별 인사를 나누었다. 그동안의 추억과 미래에 관한 이야기를 나누며, 그들과 함께했던 시간이 얼마나 의미 있었는지 새삼 깨달았다. 특히 나의 멘토였던 준 마오 박사에게는 한국에서 가져온 아름다운 찻잔 세트를 선물로 주고, 내가 준비한 편지도 함께 전했다. 그 편지에다 나는 그동안 준 마오 박사가 나에게 베풀어준 가르침과 배려에 대한 깊은 감사의 마음을 담았다. 또한 이번 연수에서 이룬 성취를 발판으로 삼아 앞으로 통합의학과 통합암치료의 발전을 위해 최선을 다하겠다는 다짐도 함께 적어 넣었다. 그는 따뜻한 미소로 나를 배웅해주었다. 동료들과의 마지막 작별 인사를 나누며, 이곳에서의 모든 경험들이 내 인생에 큰 자산이 되고, 또 앞으로 큰 결실이라는 열매를 맺을 것이라 확신했다.

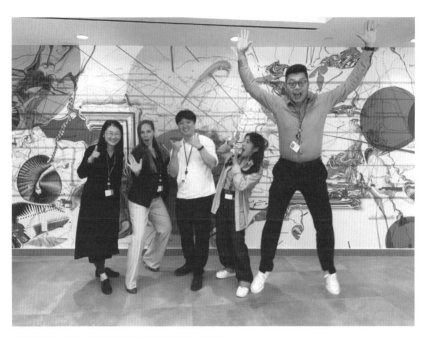

〈통합의학 서비스 부서 동료 직원들과의 단체 사진〉

귀국, 그리고 새로운 시작

    귀국하는 날, 나의 미국 생활을 함께했던 소중한 친구 J가 그의 여자 친구와 함께 배웅해주러 나왔다. 처음 뉴욕에 도착했을 때와 마찬가지로, J는 자신의 차로 나를 공항까지 데려다주었다. 공항으로 가는 길 내내 우리는 미국에서 보낸 시간과 함께했던 추억을 떠올리며 아쉬운 이야기를 나눴다. 공항에 도착하기 전, 우리는 근처 레스토랑에서 마지막으로 함께 식사를 하며 아쉬움을 달랬다. 미국에서의 마지막 식사는 그동안 쌓아온 우정을 더욱 돈독하게 해주는 시간이기도 했다. J와 그의 여자 친구는 내 앞날을 진심으로 응원해주었고, 나 역시 그들의 행복을 기원하며 작별 인사를 나누었다. 이곳에서의 생활을 마무리하고 떠나는 것이 아쉽긴 했지만, 이별이 새로운 시작이라는 사실을 깨달으며 마음 한편에 작은 설렘이 피어올랐다.

매일 아침 활기찬 뉴욕의 거리를 걸으며 연구에 몰두했던 시간이 그리워질 것이다. 하지만 한편으로는 한국으로 돌아가 새로운 도전을 시작할 생각에 설레기도 했다. 오랜 비행 끝에 인천국제공항에 도착했을 때, 따뜻하게 맞아준 가족들의 얼굴을 보며 그동안의 긴장감이 모두 풀렸다. 귀국 후 오랜만에 만난 친구들과 커피를 마시며 웃음꽃을 피우는 순간, 나는 한국으로 돌아오기를 잘했다는 생각이 들었다. 한국의 익숙한 거리와 음식, 그리고 그리웠던 일상들이 나를 반겨주었고, 다시금 나에게 안정감을 주었다.

1년간의 연수 활동을 성공적으로 마무리한 후 나는 대전대학교 한의과대학원 박사과정으로 복귀했다. 뉴욕에서의 경험은 내게 학문적으로 큰 변화를 가져다주었다. 나는 그동안 쌓은 이러한 연구 성과를 바탕으로 새로운 도전을 이어가기로 결심했다. 미국에서 연구한 주제였던 유방암 환자에서 화학요법으로 인한 메스꺼움 및 구토를 완화하는 생강의 효능과 안전성을 한국 임상 환경에 맞춰 더 깊이 있게 탐구하고자 졸업논문 주제로 삼았다.

논문을 준비하는 과정은 예상보다 복잡하고 어려웠지만, 메모리얼 슬론 케터링 암센터에서 배운 연구 방법론과 데이터 분석 능력이 큰 도움이 되었다. 이 과정에서 배운 것은 단순한 연구 기술뿐만 아니라 환자 중심의 치료가 얼마나 중요한지에 대해 깊은 깨달음을 주었다. 마침내 2023년 8월, 나는 그간의 노력의 결실로 박사학위를 취득하며 또 하나의 중요한 이정표를 세울 수 있었다. 뉴욕에서 시작된 나의 연구 여정이 한국에서 한의학 박사학위라는 성과로 마침표를 찍는 순간이었다. 뉴욕에서의 떠남은 아쉬움으로 남았지만, 한국으로 돌아온 지금, 나는 가족과 친구들의 응원 속에서 새로운 연구와 도전을 향해 나아갈 준비가 되어 있다.

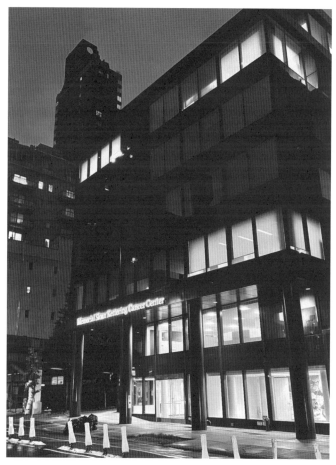

〈저자가 근무했던 조이빌딩의 저녁 모습〉

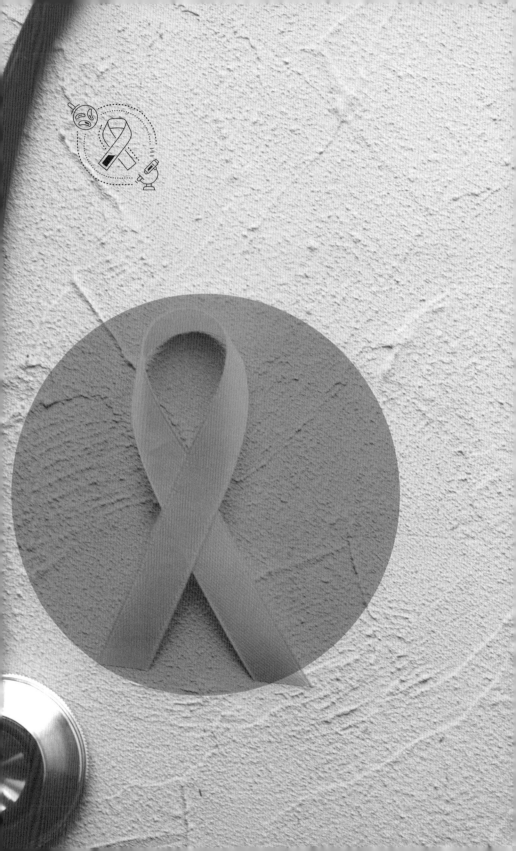

제5장

뉴욕에서의 일상

뉴욕 생활의 시작

 뉴욕에 도착한 지 며칠 지나지 않았을 때 제일 먼저 한 일은 '뉴욕 신분증(IDNYC)' 카드를 발급받는 것이었다. 뉴욕에서 거주하면서 생활하려면 필수인 이 카드는 단순한 신분증 이상의 역할을 했다. 이 작은 카드 하나로 다양한 혜택을 받을 수 있다는 이야기를 들었기 때문에 나도 뉴욕 거주자로서 본격적인 시작을 알리기 위해 바로 발급 절차에 들어갔다.

 카드를 발급받기 위해서는 우선 온라인 예약이 필요했다. 뉴욕 생활은 예약이 필수였는데 뉴욕 신분증도 예외는 아니었다. 뉴욕 신분증 카드를 발급받기 위해 먼저 해야 할 일은 인터넷 예약이라는 사실을 몰랐던 나는 설레는 마음으로 예약 없이 그냥 발급 센터를 찾아갔었는데, 막상 도착하고 나서야 예약이 필요하다는 사실을 알게 되었다. 당시 코로나로 인해 예약이 필수였다는 사실을 전혀 알지 못한 채 무작정 발급 센터로 향한 것이었다. 뉴욕의 복잡한 시스템에 대한 충분한 정보를 얻지 못한 상태였던 나는 그저 '방문하면 되겠지'라는 단순한 생각으로 센터에 도착했다. 그뿐만 아니라 내가 방문한 지점은 내가 거주하는 행정구역과 다른 곳이었다. 직원에게 사정을 설명했지만, 규정상 맞지 않는 행정구역에서는 발급이 불가능하다는 답을 들었다. 뉴욕에 도착한 지 얼마 되지 않아 복잡한 행정절차에 대한 정보를 미처 숙지하지 못한 어리석음에 발길을 돌려야만 했다.

다시 돌아가는 길, 처음부터 차근차근 정보를 확인하지 않았다는 생각에 아쉬움과 후회가 밀려왔다. '이게 바로 뉴욕의 현실이구나!' 하는 생각이 들었다. 복잡하고 체계적인 시스템이 익숙해지기까지는 시간이 좀 걸릴 것 같았다. 결국 인터넷으로 예약해야 한다는 사실을 알게 되었고, 집으로 돌아가 예약 사이트에 접속해 필요한 절차를 하나씩 밟아 나갔다. 인터넷으로 예약하니 의외로 쉬웠다. 간단한 안내를 따라 절차를 밟으니 금방 예약이 완료되었다. 예약 날짜를 선택하고 이름과 이메일, 전화번호 같은 기본 정보를 입력하고 나니 곧바로 이메일로 예약이 되었다는 확인 답장이 왔다. 이제는 지정된 날짜와 시간에 맞춰 필요한 서류들을 가지고 뉴욕 신분증 발급 센터로 가기만 하면 되었다.

뉴욕 신분증 카드를 발급받기 위해 준비해야 하는 서류는 2가지로 나뉜다. 첫 번째는 본인 확인 서류, 두 번째는 거주 증명 서류이다. 각각 점수제로 평가되며 요구되는 점수를 충족해야 신청할 수 있다. 본인 확인 서류(Proof of identity)는 최소 3점 이상의 서류를 제출해야 한다. 이 중 하나는 반드시 사진이 포함된 서류여야 하며, 하나는 생년월일이 기재된 서류여야 한다. 여권, 운전면허증, 학생증 등이 그것이다. 거주 증명 서류(Proof of address)는 뉴욕시에 거주 중임을 증명할 수 있는 서류이다. 공과금 청구서, 임대계약서, 은행 명세서 등은 모두 1점짜리 서류들인데, 최소 1점 이상의 서류를 제출해야 한다. 이 서류들을 준비한 후 예약한 날짜에 발급 센터를 방문하면 뉴욕 신분증 카드를 신청할 수 있다.

발급 센터에 도착했을 때 기다리는 사람들로 붐비는 대기실을 보고 처음에는 잠시 겁이 났다. 하지만 미리 신청서를 작성해온 덕분에 긴 줄을 건너뛸 수 있었다. 번호표를 뽑고 자리에 앉아 잠시 기다리니 내 차례가 왔다. 첫 단계는 바로 사진 촬영이었다. 그런데 예상과 달리 사진 촬영은 전혀 준비할 틈을 주지 않았다. "하나, 둘, 셋" 같은 신호도 없이 바로 사진이 찍혔고, 결과물을 확인할 시간도 없었다. 나중에 사진을 확인하고 나서야 '아, 이게 그 악명 높은 사진이구나' 하는 생각이 들었다. '뉴욕에서 발급받은 ID카드 사진은 범죄자의 머그샷처럼 나온다'라는 말은 진짜였던 것이다.

사진 촬영을 끝낸 후에도 다시 번호표를 받고 기다려야 했다. 두 번째 차례가 돌아오자 이번에는 신분 확인 서류를 내야 했다. 준비해간 신분증과 주소 증명 서류를 확인하는 절차는 순조로웠고, 모든 절차가 마무리되었다. 이제는 기다리기만 하면 ID카드가 집으로 배달된다고 하니 비로소 안도의 한숨이 나왔다. "3~4주 정도 걸린다"라는 말에 이제 그 시간만 흐르면 그 카드와 함께 본격적인 뉴욕 생활이 시작될 것임을 직감하였다.

　뉴욕 신분증 카드는 정말 여러모로 유용했다. 이 카드를 가지고 있으면 경찰서나 공공기관에서 신분증으로 사용할 수 있을 뿐만 아니라 뉴욕의 공립 도서관 시스템도 자유롭게 이용할 수 있었다. 또 처방약을 살 때 할인을 받을 수 있는 카드로도 사용이 가능했고, 뉴욕의 주요 문화 시설(박물관, 동물원, 식물원 등)에서 1년 동안 무료 멤버십 혜택을 받을 수 있었다. 이러한 공공시설을 무료로 사용할 수 있다는 사실은 뉴욕 생활의 매력을 한층 더 높여주었다. 카드를 발급받고 돌아오는 길, 나는 '이제 진짜 뉴요커가 되었구나'라는 생각이 들었다. 이 카드를 손에 쥐고, 뉴욕이라는 거대한 도시에서 나의 새로운 삶이 시작된다는 설렘이 허드슨강의 물결처럼 피어올랐다. 뉴욕의 도심 속에서 새로운 도전과 경험을 맞이할 준비가 모두 끝난 순간이었다.

예술과 역사의 도시, 뉴욕

미국 자연사 박물관

뉴욕 신분증 카드를 발급받고 나서 내가 가장 먼저 방문한 곳은 바로 미국 자연사 박물관(American Museum of Natural History)이었다. 이곳은 뉴욕의 상징적인 명소 중 하나이자 영화 〈박물관이 살아있다〉의 촬영지로도 유명한 곳이다. 어릴 적부터 영화 속에서 본 그 장면들이 떠올라 나도 모르게 기대감이 부풀었다. 박물관은 센트럴파크 서쪽에 있었는데, 그 거대한 외관이 멀리서부터 나를 압도했다. 박물관을 눈앞에 두고 그 크기에 한참 동안 넋을 잃고 서 있었다. '과연 이곳을 다 구경하려면 얼마나 시간이 걸릴까?'라는 생각이 들 만큼 어마어마한 규모였다. 이 박물관의 가장 큰 특징 중 하나는, 뉴욕 신분증 카드가 있으면 무료로 입장할 수 있다는 점이었다. 뉴요커가 된 기분을 만끽하며 티켓을 발급받고, 설레는 마음으로 문을 열고 들어섰다. 박물관 내부에 발을 들여놓자마자 웅장한 로비와 끝없이 이어지는 전시관들이 눈앞에 펼쳐졌다. 마치 인류와 자연의 역사를 모두 한곳에 압축해놓은 듯한 느낌이었다.

첫 번째로 내가 향한 곳은 많은 사람들이 추천하는 공룡 전시관이었다. 입구에서부터 거대한 공룡 화석들이 우뚝 서 있는 모습이 눈에 들어왔다. 눈 앞에 펼쳐진 거대한 티라노사우루스와 트리케라톱스의 화석은 마치 공룡들이 지금이라도 살아 움직일 것 같은 착각을 불러일으켰다. 공룡 화석의 세세한 뼈 구조와 놀라운 디테일을 보며 수천만 년전 이 지구를 지배했던 생물들의 위용을 생생하게 느낄 수 있었다. 그화석들이 말없이 서 있는 모습은 마치 시간 여행을 떠나 고대 지구의 신비를 엿보는 듯한 경험이었다. 공룡 전시관을 지나 나는 인류의 기원을 다룬 전시관으로 발걸음을 옮겼다. 이곳에는 인간의 진화과정과 고대 문명의 발달을 다룬 다양한 유물들이 전시되어 있었다. 호모사피엔스의 뼈 화석, 초기 인간이 사용했던 도구들, 그리고 각 시대를 대표하는 유물들이 마치 한 편의 다큐멘터리처럼 시간순으로 정리되어 있었다. 고대 인류가 남긴 유물들을 보며 내가 이 긴 역사의 한 부분이라는 사실이 새삼스러웠다. '과거에 이렇게도 다양한 인류가 존재했고, 그들의 발자취가 오늘날까지 이어졌구나'라는 생각에 묘한 기분이 들었다.

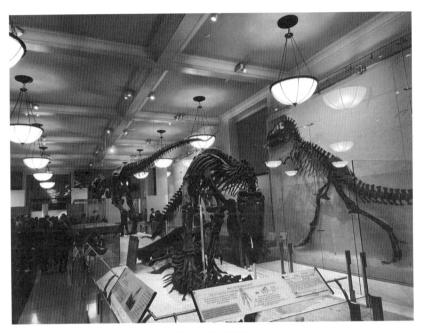

〈영화 〈박물관이 살아있다〉의 촬영지, 미국 자연사 박물관〉

　하지만 이곳의 매력은 단순히 과거의 유물에 머무르지 않았다. 우주 전시관에서는 지구를 넘어 우주의 신비를 탐구하는 전시관이 이어졌다. 커다란 천체 모형과 함께 별의 탄생과 죽음, 우주의 팽창 등에 대한 설명이 눈길을 끌었다. 특히 행성 모형들을 가까이에서 관찰할 수 있었던 경험은 정말 특별했다. 그동안 책과 다큐멘터리에서만 접했던 우주의 광활함을 실제로 느끼는 순간이었다. 이곳에서는 우주와 인류의 역사를 넘나들며 지구와 그 너머의 경이로운 자연현상을 한꺼번에 경험할 수 있었다. 박물관은 그 규모가 어마어마해서 온종일 구경해도 다 보지 못할 정도였다. 전시관마다 독특한 주제가 디테일하게 꾸며져 있어, 어디를 먼저 가야 할지 고민스러울 정도였다. 시간의 흐름을 잊고 여기저기 돌아다니며 수많은 전시물을 구경하다 보니, 어느새 하루가 다 지나갔다. 하지만 모든 전시관은 반절도 돌지 못했다. 다음에 언제 기회가 있으면 다시 와야겠다고 생각하며 박물관을 나왔다.

내가 느낀 미국 자연사 박물관은 단지 유물이나 화석을 전시하는 장소가 아니었다. 자연과 인간, 그리고 우주에 대한 깊은 성찰로부터 이끌어낸 수준 높은 교육의 장이었다. 이곳에서 지구의 과거와 미래를 동시에 생각하게 되었고, 인류가 걸어온 길과 앞으로 나아갈 길을 되새기게 되었다. 지구의 역사와 자연에 관심이 있는 독자라면 미국 자연사 박물관은 꼭 한 번 방문하길 권장하고 싶다. 이곳은 인류와 자연의 모든 이야기를 한곳에서 경험할 수 있는 살아 있는 역사 교과서와도 같아 한 바퀴 돌면 저절로 지구가 포함된 우주의 신비를 경험할 수 있다. 이곳을 가면 시간이 가는 것을 모를 만큼 많은 볼거리가 구경꾼을 기다리고 있다.

메트로폴리탄 미술관

뉴욕의 메트로폴리탄 미술관(The MET) 역시 뉴욕 신분증 카드를 소지하고 있으면 무료로 입장할 수 있는 장소다. 이 혜택 덕분에 뉴욕 시민들은 세계적인 예술 작품들을 부담 없이 감상할 수 있는 기회를 얻는다. 세계에서 가장 크고 유명한 미술관 중 하나인 메트로폴리탄 미술관은 미술과 문화의 정수를 담고 있어 방문할 때마다 새로운 감동을 준다.

특히 내가 처음 이곳을 방문한 날은 잊을 수 없는 경험으로 남아 있다. 당시 메모리얼 슬론 케터링 암센터에서 근무하던 팅 바오 박사(현재는 하버드 대학교 다나파버 통합암센터의 공동 센터장)가 내가 한국에서 온 방문 연구원이라는 사실을 알고 나를 그곳으로 데려갔다. 그리고 그곳에 이미 와 기다리고 있던 그의 팀원들에게 나를 소개해주었다. 팅 바오 박사 덕분에 뉴욕에서의 생활은 단순한 연구 이상의 깊이 있는 경험으로 확장되었고, 문화적 탐방을 통해 내 삶에 더 큰 의미가 더해졌다.

센트럴파크 바로 옆에 자리한 메트로폴리탄 미술관은 첫눈에 압도적인 인상을 주었다. 우아한 대리석 계단을 오르며 들어선 미술관 내부는 마치 인류 문명의 예술적 유산이 한곳에 집대성되어 있다고 느낄 만큼 거대한 공간에 엄청난 예술품이 전시되어 있었다. 고대부터 현대에 이르는 수천 년의 역사가 곳곳에 펼쳐져 있어, 어디서부터 시작해야 할지 막막할 정도였다. 내부에 들어섰을 때 느낀 첫 감정은 '웅장함'이었다. 그 방대한 공간에서 종일 둘러봐도 작품을 모두 감상한다는 것은 불가능했다. 끝없이 이어지는 작품을 보고 있노라면 마치 시간과 공간을 넘나드는 여행을 하는 듯한 느낌이었다. 이집트의 거대한 사르코파구스(sarcophagus)와 신비로운 유물들, 유럽 르네상스 시대의 위대한 작품들, 인상파 화가들의 명작들은 마치 교과서 속에 있던 세계가 한꺼번에 눈 앞에 펼쳐지는 듯했다.

특히 인상 깊었던 부분은 클로이스터스(The Met Cloisters) 전시관이었다. 중세 유럽의 고딕 건축 양식을 재현해놓은 이 전시는 마치 성당에 들어선 듯한 느낌을 주었다. 조각상과 스테인드글라스 창문, 중세의

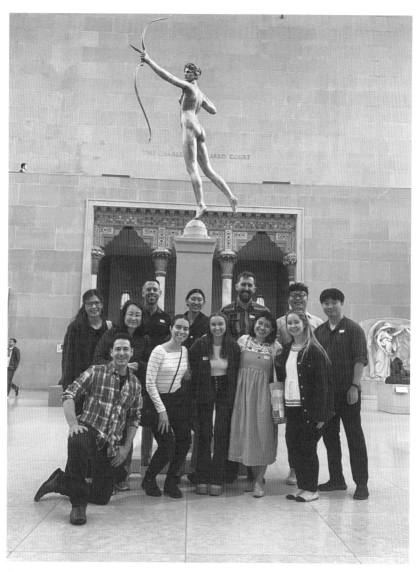

〈팅 바오 박사 팀과 함께 메트로폴리탄 미술관 탐방〉

생활을 엿볼 수 있는 다양한 유물들은 내가 마치 다른 시대에 들어선 것 같은 착각을 불러일으켰다. 전시관을 따라 걷다 보니 피카소(Pablo Picasso), 반 고흐(Vincent van Gogh), 모네(Claude Monet) 같은 거장들의 작품이 눈앞에 펼쳐졌다. 그들의 화폭 속에서 나는 지나간 시대의 감정과 사상을 느낄 수 있었고, 작품들이 전하는 강렬한 에너지의 파동을 전해 받을 수 있었다.

종일 걸어도 미술관의 모든 것을 보기는 힘들었지만, 그곳에서 보내는 시간은 예술과 역사, 그리고 인류의 위대한 창조의 힘을 느끼기에 충분했다. 메트로폴리탄 미술관은 단순한 미술관 이상의 의미를 지닌 곳이었다. 그곳에서 예술은 시간과 공간을 초월해 우리의 감각을 일깨우고 있었다. 예술과 문화에 관심이 있는 독자라면, 뉴욕에서 메트로폴리탄 미술관을 꼭 방문해보기를 추천한다. 이곳은 한 번 방문해서는 그 진가를 다 알 수 없는 곳으로, 방문할 때마다 매번 새로움을 발견할 수 있는 특별한 장소가 될 것이다.

뉴욕 현대 미술관(MoMA)

뉴욕 현대 미술관(MoMA)에 처음 발을 들였을 때, 나는 마치 현대 예술의 중심에 초대된 듯했다. 뉴욕 신분증 카드 덕분에 할인 혜택을 받으며 입장할 수 있었는데, 세계적인 거장의 미술 작품들을 직접 감상할 수 있다는 점이 매우 흥미로웠다.

뉴욕 현대 미술관은 현대 미술의 성지라 불릴 만큼 세계 곳곳에서 온 다양한 예술 작품들이 한자리에 모여 있는 공간이다. 나는 그날 교과서에서나 보던 유명한 작품들을 눈앞에서 직접 마주하는 영광을 누릴 수 있었다. 빈센트 반 고흐(Vincent van Gogh)의 '별이 빛나는 밤'과 피카소(Pablo Picasso)의의 '아비뇽의 처녀들' 같은 명작들을 실제로 본다는 경험은 말로 다 설명할 수 없을 정도로 신선한 충격이었다. 화면 속 이미지나 책으로만 보던 작품들이 실물로 다가왔을 때의 그 압도적인 감동은 정말 특별했다. 그림 속 섬세한 붓질, 화가의 숨결이 느껴지는 듯

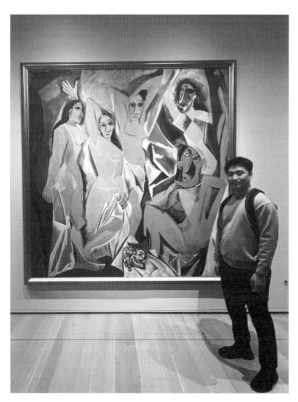

〈뉴욕 현대 미술관의 피카소 작품 '아비뇽의 처녀들' 앞에서〉

한 생동감, 캔버스의 질감까지도 눈으로 직접 확인할 수 있었다. 특히 내가 좋아하는 마르셀 뒤샹(Marcel Duchamp)이나 잭슨 폴록(Jackson Pollock)의 작품들 앞에 서 있을 때는 시간이 멈춘 듯한 느낌마저 들었다.

이곳에서 느낀 또 하나의 매력은 뉴욕 현대 미술관이 단순한 미술관을 넘어 예술과 관람객이 소통하는 공간이라는 점이었다. 작품마다 담긴 시대적 배경과 작가의 의도에 대해 이해하는 과정에서 나 자신도 작품 일부가 된 듯했다. 뉴욕 현대 미술관에서의 하루는 단순한 미술 감상이 아닌, 예술과 대화하고 체험하는 시간이었다. 뉴욕을 방문하는 예술 애호가라면 반드시 가볼 만한 곳이다.

뉴욕을 상징하는 랜드마크

자유의 여신상

뉴욕에서 꼭 한 번 가봐야 할 명소 중 하나는 바로 자유의 여신상이다. 나는 미국에서의 연수 막바지에 밍샤오 박사와 함께 자유의 여신상을 방문할 기회가 있었다. 평소 바쁘게 연구에 매진하던 우리에게는 짧지만 소중한 휴식 같은 시간이었고, 뉴욕에서의 특별한 추억을 만들 수 있는 순간이기도 했다. 우리는 크루즈를 타고 리버티섬으로 향했다. 크루즈를 타고 맨해튼의 스카이라인을 뒤로한 채 자유의 여신상을 향해 다가가는 순간은 참으로 인상적이었다. 크루즈 갑판에 서서 바람을 맞으며 섬을 향해 천천히 다가갈수록 머리 위로 점점 더 커져가는 여신상의 모습에 가슴이 설렜다. 멀리서 보았을 때는 그저 그러려니 했는데,

막상 가까이 다가가 보니 생각보다 여신상은 훨씬 크고 웅장했다.

높이 약 93미터에 이르는 동상은 말로 다 설명할 수 없을 만큼 거대했고, 특히 발아래에서 올려다보니, 마치 뉴욕을 상징하는 거대한 수호자를 만난 듯한 기분이었다. 여신상의 기념비적 의미와 함께 그 자체가 주는 위압감은 매우 강렬했다. 그날 밍샤오 박사와 나는 섬을 천천히 거닐며 여신상을 여러 각도에서 바라보았다. 가까이서 본 청동의 색감과 동상의 세부적인 디테일들은 정말 인상적이었다. 우리는 사진을 찍으며 이 소중한 순간을 기록했고, 뉴욕에서의 연구 생활 중 이렇게 큰 기념물을 직접 눈앞에 둔 채 느끼는 특별한 경험에 대해 함께 이야기를 나누었다.

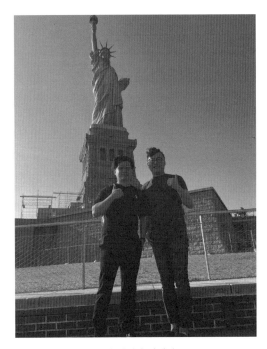

<밍샤오 박사와 자유의 여신상 앞에서>

자유의 여신상은 그 크기만으로도 놀라운 경험이지만, 그것이 상징하는 '자유'와 '희망'이라는 메시지는 더욱 강렬하게 다가왔다. 뉴욕에서의 시간이 끝날 무렵, 그날의 경험은 뉴욕이라는 도시가 가진 위대한 역사와 상징을 나에게 깊이 각인시켜 준 중요한 순간이었다.

센트럴파크 : 뉴욕 한가운데 펼쳐진 녹색 낙원

뉴욕에 도착한 후 처음으로 센트럴파크를 마주했을 때 나는 마치 영화 속 한 장면 속으로 걸어 들어간 듯한 기분이 들었다. 수많은 영화와 책에서 보던 그 공원이 눈앞에 펼쳐져 있다는 사실이 믿기지 않았다. 스크린과 페이지 속에서 본 센트럴파크와 실제로 경험한 그것은 완전히 다른 세계였다. 공원에 들어선 순간, 맑은 공기 덕분에 세상이 놀랍도록 선명하게 느껴졌다. 마치 중국의 흑백 TV에서 한국의 HD TV로 넘어왔다가 다시 QHD급 화질로 세상을 보는 듯한 느낌이었다.

센트럴파크는 단순한 공원이 아니다. 도시의 소음과 혼잡함 속에서 정신적 안식처를 제공하는 이 공간은 뉴욕 시민들에게 없어서는 안 될 소중한 휴식처다. 이를 설계한 프레드릭 로 옴스테드(Frederick Law Olmsted)는 이렇게 말했다.

"지금 이곳에 공원을 만들지 않는다면 100년 후에는 이만한 크기의 정신병원이 필요할 것이다."

이 문장은 센트럴파크가 단순한 녹지 이상의 의미를 지닌다는 것을 의미한다. 이 거대한 공원은 뉴욕 시민들에게 단순히 피크닉이나 산책 장소를 제공하는 것을 넘어 정신적 건강과 삶의 균형을 유지하는 데 중요한 역할을 한다. 공원의 구석구석에는 삶의 여유와 활력을 되찾게 해주는 특별한 공간들이 숨거나 드러나 있다. 먼저 눈에 띄는 것은 공원을 천천히 누비며 달리는 말이 끄는 마차였다. 과거로 시간 여행을 떠난 듯한 기분을 안겨주는 이 마차들은 센트럴파크만의 낭만을 더해주었다. 곳곳에는 뉴욕의 역사를 기리는 동상들이 세워져 있었고, 공원의 중심부에 있는 베데스다(Bethesda) 분수는 그 웅장한 모습으로 구경꾼의 시선을 사로잡았다. 분수 주변의 계단에 앉아 기타를 치거나 춤을 추는 사람들, 노래를 부르는 거리 예술가들의 모습은 이 공원을 더욱 특별하게 만들어주었다.

센트럴파크는 프레드릭 로 옴스테드의 예언이 옳았음을 증명하듯, 현대인의 정신적 건강을 지키는 도시의 소중한 허파로 자리 잡고 있다. 이 공원을 걷는 내내 나는 자연과 문화, 그리고 인간의 조화가 얼마나 중요한지, 그리고 이를 유지하기 위한 공간이 얼마나 소중한지 새삼 깨달을 수 있었다. 뉴욕이라는 거대한 도시 속에서 센트럴파크는 많은 사람의 마음을 치유하는 특별한 공간이다. 바쁜 도시의 일상에서 벗어나 잠시 고요 속에서 생기를 느끼고 싶다면 이 공원을 천천히 걸어보기를 추천한다. 뉴욕에서 가장 뉴욕답지 않은 이 공간에서 잊지 못할 추억과 평온함을 선물 받게 될 것이다. 센트럴파크는 뉴욕 여행을 완성하는 마지막 퍼즐 조각 같은 곳이다.

뉴욕의 야경

뉴욕에서 빼놓을 수 없는 경험 중 하나는 바로 도시의 야경을 감상하는 것이다. 뉴욕의 스카이라인은 세계적으로 유명하며 특히 해 질 녘부터 밤이 깊어질수록 도시가 빛나는 모습은 마치 꿈속에 있는 듯한 착각을 불러일으킨다. 이러한 뉴욕의 야경을 감상할 수 있는 대표적인 랜드마크는 두 곳이 있는데, 바로 엠파이어 스테이트 빌딩(Empire State Building)과 써밋(Summit)이다. 이 두 곳은 각각 뉴욕의 독특한 매력과 도시의 스카이라인을 감상할 수 있는 최고의 장소로, 뉴욕을 방문하는 사람이라면 꼭 한 번 들러볼 만하다.

엠파이어 스테이트 빌딩은 뉴욕의 상징이자 세계적으로 유명한 랜드마크로, 맨해튼 한가운데 있다. 86층과 102층에 자리한 전망대에서 바라보는 뉴욕의 전경은 그야말로 압도적이다. 해가 질 무렵부터 밤까지, 뉴욕의 도시 불빛들이 하나둘씩 켜지며 빚어내는 장관은 마치 영화 속 한 장면처럼 황홀하다. 특히 맨해튼의 빌딩 숲과 타임스퀘어의 화려한 네온사인, 멀리 보이는 자유의 여신상까지 한눈에 들어오는 이 전망대는 클래식한 뉴욕의 아름다움을 가장 잘 느낄 수 있는 곳이다.

써밋은 뉴욕에서 최근 인기를 끌고 있는 새로운 전망대이다. 맨해튼 중심부의 고층 빌딩에 위치한 이곳은 현대적이고 혁신적인 감각을 자랑하며, 투명한 유리 바닥과 벽으로 이루어진 공간에서 360도 파노라마 뷰로 뉴욕의 전경을 감상할 수 있다. 써밋은 마치 공중에 떠 있는 듯한 느낌을 주는 독특한 구조와 함께 뉴욕의 빛과 색이 유리창을 통해 반사되며 만들어내는 환상적인 야경을 제공한다. 특히 엠파이어 스테이트 빌딩과 크라이슬러 빌딩, 원 월드 트레이드 센터 등의 뉴욕 랜드마크를 한눈에 볼 수 있는 것이 큰 매력이다.

두 전망대 모두 뉴욕을 다른 각도에서, 또 다른 방식으로 바라볼 수 있는 특별한 경험을 선사해주었다. 엠파이어 스테이트 빌딩에서 느꼈던 전통적이고 웅장한 뉴욕의 느낌과 써밋에서의 현대적이고 혁신적인 매력은 서로 다른 아름다움을 가지고 있었다. 뉴욕의 야경을 감상하는 것은 이 도시의 에너지를 온몸으로 느끼는 특별한 경험이었다. 이곳을 방문해 도시의 수많은 불빛이 만들어내는 장면을 보면 뉴욕이 왜 '잠들지 않는 도시'로 불리는지를 실감할 수 있을 것이다.

뉴욕의 한인 커뮤니티 : 외로움을 달래주는 또 다른 가족

뉴욕은 전 세계에서 온 다양한 사람들이 모여 사는 거대한 도시이지만, 그 속에는 한국인들끼리의 정을 나누는 한인 커뮤니티가 활발히 존재한다. 특히 뉴욕의 한인 커뮤니티는 교회를 중심으로 이루어져 있으며, 미국이라는 낯선 환경에서 신앙을 나누며 일상 속에서 서로 의지할 수 있는 소중한 관계를 형성해나간다. 나에게도 뉴욕의 한인 교회는 단순한 종교적인 공간을 넘어 또 다른 가족과 같은 느낌을 주었다.

사실 나는 모태신앙으로 어릴 때부터 교회를 다니긴 했지만, 성인이 된 이후로는 꾸준히 교회를 다니지 않았다. 그러나 뉴욕에서의 생활은 예상보다 큰 외로움과 고독을 안겨주었고, 자연스럽게 한국의 그리움과 나를 위로해줄 무언가를 찾게 되었다. 그때 나에게 힘이 되어준 곳이 바로 뉴욕에서 가장 큰 한인 교회였던 온누리교회(IN2 Church)였다. 친구가 없던 나는 그곳에서 한국어로 예배를 드리고 한인들끼리 모여 소통할 수 있다는 사실만으로도 큰 위로를 받았고, 마치 한국에 있는 것 같은 따뜻한 정을 느낄 수 있었다.

뉴욕에서의 교회 생활은 단순한 예배를 드리는 시간을 넘어 가족처럼 서로를 챙기고 함께하는 소중한 시간으로 가득했다. 나는 교회에서 '순'이라는 소그룹에 속하게 되었고, 이곳에서 만난 교인(순원)들은 뉴욕 생활의 큰 힘이 되어주었다. 항상 따뜻한 격려와 조언을 아끼지 않던 순장 준석이 형과 그의 반려자 한나 누나, 그리고 지나, 보라, 수윤, 추영 누나들과 요셉, 린, 형준 형들, 그리고 동갑내기 친구 진아, 막내 지은이까지 그들은 모두 나에게 형제자매 같은 존재가 되었다. 특히 준석이 형과의 관계는 특별했다. 그는 나에게 뉴욕 생활에서 형과 같은 존재가 되었고, 그의 배려 덕분에 뉴욕의 여러 명소를 함께 여행하며 우정을 쌓을 수 있었다. 또한 진아는 나와 유일한 동갑내기 친구로, 뉴욕에서의 고충과 기쁨을 공유하는 특별한 친구가 되었다.

뉴욕에서의 교회 생활은 단순한 모임이 아닌, 서로의 특별한 날을 함께 축하하고 기념하는 따뜻한 시간으로 채워졌다. 생일이나 기념일이 있을 때마다 우리는 언제나 모여 작은 파티를 열고, 서로를 축하해주며 기쁨을 나눴다. 그 과정에서 우리는 더욱 가까워졌고 서로에 대한 깊은 애정과 유대감을 쌓을 수 있었다. 종종 주말이면 함께 보드 게임을 하거나 팀별 게임을 하며 웃음이 끊이지 않는 시간을 보내기도 했다. 단순한 놀이였지만, 그 안에서 우리는 서로를 더 잘 이해하고 진정한 가족 같은 관계로 발전했다.

그들과 함께한 시간은 나의 뉴욕 생활을 더욱 의미 있게 만들어주었고, 외로움을 느낄 때마다 서로에게 힘이 되어주는 소중한 존재들로 자리 잡았다. 뉴욕이라는 낯선 도시에서 이들이 있었기에 나는 그 외로움을 극복할 수 있었고, 그들의 따뜻한 마음 덕분에 뉴욕에서의 생활은 더 이상 혼자가 아닌 함께하는 행복한 시간으로 바꿀 수 있었다. 이 자리를 빌려 나에게 큰 힘이 되어주고 따뜻한 마음으로 함께해준 모든 이들에게 진심으로 감사의 마음을 전한다.

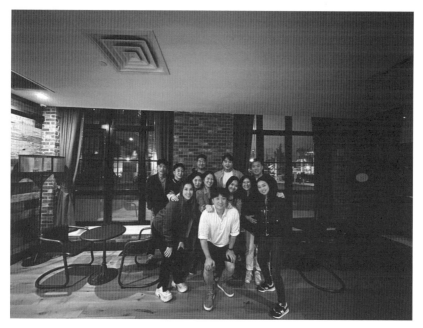

〈한인 교회 가족들과 함께 한 마지막 모임〉

암을 선고받으면 사람들의 반응은 각기 제각각이다. 하지만 어떻게 반응하든 암에서 벗어나기 위해 곧 몸과 마음을 가다듬고 나름대로 치열한, 아니 처절한 작업에 돌입한다. 그 노력에는 늘 견디기 힘든 고통이 동반하기에 그것이 누구든 어떤 상황이든 모두 처참하고 안타깝다.

암으로부터 온전히 벗어날 수 있다면 얼마나 좋을까? 하지만 아직 그 방법을 찾지 못했다. 그래서 당분간은 운명에 맡기고 나머지는 인간이 할 수 있는 노력을 해나가야 할 뿐이다.

나는 중국, 한국, 미국에서 공부하면서 많은 암환자를 접하였다. 모든 인간이 유한한 생명을 쌓아놓고 하루에 하나씩 그것을 꺼내어 지는 해에 날려 보내는 것이 인생일 것이다. 암환자들이 하루하루 암과 사투를 치르는 것을 보노라면, '어떻게 저들을 도울 방법이 없을까'라는 생각이 들곤 했다. 이러한 마음의 상태에서 통합암치료를 알게 되었고, 얼마 후 이를 현실 세계에 체계적으로 적용하고 있는 메모리얼 슬론 케터링 암센터를 만났다. 물론 이곳에 지긋지긋한 암을 말끔히 떨쳐낼 수 있는 마법 같은 기술이 있다면 얼마나 좋을까마는 현실적으로는 한계가 있었다. 다만 이 순간에도 처참한 그 병마에게서 벗어나고자 발버둥치는 사람들에게 고통을 덜어 생명의 숭고함을 지켜주고자 최선을 다하는 그들의 노력이 거룩해 보였을 따름이다.

암에 걸려보았거나 곁에 그런 사람을 두어본 사람은 안다. 그 병으로 인한 고통이 얼마나 크고 다양한지를…. 아마 사람이 느낄 수 있는 모든 고통을 하나씩 차례로 혹은 동시에 여럿을 겪는 상황이라면, 그에 측은지심을 느끼지 않을 사람이 누가 있을까? 그러한 상황에서 하나의 고통만이라도 덜어줄 수 있다면, 그것은 거룩한 작업이 될 것이다. 그리고 그러한 고통을 거쳐 마침내 회복에 들어서는 힘든 과정에 약간의 시간을 당겨줄 수 있다면, 이 또한 숭고한 일이 될 것이다.

통합암치료가 바로 여기에 해당한다. 침, 뜸, 음악, 춤·무용, 한약, 건강보조식품, 요가, 저강도 운동, 마사지, 명상, 미술 등을 이용하여 치료의 시간을 줄이고 고통을 덜어주는, 현대의학의 한 분야로 자리를 잡은 것이다. 부디 이 책이 '통합의학 연구를 통해 과학적 근거를 확립하고, 환자들의 삶의 질 향상을 위한 새로운 치료 패러다임을 모색'하는 데 도움이 되기를 기원해본다.

추천의 글

"뉴욕으로 간 허준, 의료 혁신의 새로운 지평을 열다"

현대 의료기술의 눈부신 발전은 단순한 질병 치료를 넘어, 환자의 전반적인 삶의 질 향상을 지향하는 방향으로 나아가고 있습니다. 이러한 시대적 흐름 속에서 이 책은 동양의학과 서양의학을 아우르는 통합암치료라는 이상적인 의료혁신을 제시하는 탁월한 저서입니다.

저자는 이 책에서 통합암치료가 어떻게 최첨단 의학인 종양학의 분야에서 인간 중심의 가치를 창출하는 데 기여할 수 있는지를 심도 깊게 저술하고 있습니다. 특히, 환자가 겪는 경험의 개선이 단순히 의료 서비스의 질적 향상을 넘어, 한 인간이 환자에서 온전한 건강체로 거듭나는 과정에서 통합암치료가 긴밀히 연결될 수 있음을, 탁월한 통찰력으로 밝혀내고 있습니다.

저는 이 책을 한 장, 한 장 넘길수록, 세계 최고의 암센터인 뉴욕 메모리얼 슬론 케터링 암센터에서 어떻게 통합적으로 환자에게 접근하는지에 대한 새로운 의료혁신 현장의 생생함을 여실히 느낄 수 있었습니다. 이것은 마치 견고한 브랜드를 구축하고 성장시키는 과정과도 놀랍도록 닮아 있어, 독자들은 어느새 깊이 스며드는 몰입감을 경험하게 될 것입니다.

기존의 다른 책에서 볼 수 없었던 가장 큰 차이점, 그것은 단순히 뉴욕 메모리얼 슬론 케터링 암센터의 통합암치료에 대한 정보를 제공하는 것을 넘어, 의료 혁신, 경영전략, 브랜드가치에 대한 통찰까지도 책 전반에 포함되어 있다는 것입니다.

이 책의 백미는 환자와 의사의 관계를 단순한 서비스 제공자와 수혜자의 관계로 규정하지 않고, 상호 신뢰와 존중을 바탕으로 한 존엄한 파트너십으로 재정의하는 데 있습니다. 또한 이 책은 통합암치료에 대한 최신의 정보들을 제공해줌과 동시에 신뢰, 투명성, 진정성이라는 불변의 가치가 의료현장에서 가장 중요한 핵심 전략임을 다시 한번 확인시켜줍니다. 이는 명품 브랜드가 소비자와 형성하는 매우 견고하고 결코 떨어질 수 없는 감정적 유대와도 같습니다.

이러한 차원에서 통합의학과 환자 중심 치료에 관심 있는 모든 분들에게, 의료 혁신의 새로운 지평을 여는 《세계 최고 암센터의 통합암치료 전략, 뉴욕으로 간 허준》의 일독을 강력히 추천해드리는 바입니다.

공익법인 (사)대한민국브랜드협회 이사장
경영학박사 **조세현**(단국대학교 경영대학원 교수)

세계 최고 암센터의 통합암치료 전략, 뉴욕으로 간 허준

제1판 1쇄 2025년 5월 7일

지은이   김수담
감수자   유화승
펴낸이   한성주
펴낸곳   ㈜두드림미디어
책임편집 최윤경
디자인   얼앤똘비악(earl_tolbiac@naver.com)

㈜두드림미디어
등록   2015년 3월 25일(제2022-000009호)
주소   서울시 강서구 공항대로 219, 620호, 621호
전화   02)333-3577
팩스   02)6455-3477
이메일 dodreamedia@naver.com(원고 투고 및 출판 관련 문의)
카페   https://cafe.naver.com/dodreamedia

ISBN   979-11-94223-64-1 (13510)

책 내용에 관한 궁금증은 표지 앞날개에 있는 저자의 이메일이나
저자의 각종 SNS 연락처로 문의해주시기 바랍니다.